마음속의 악(惡)을 뽑아내는 비결

# 마음속의 악(惡)을 뽑아내는 비결

**초판 1쇄 인쇄일**   2020년 10월 5일
**초판 1쇄 발행일**   2020년 10월 12일

**지은이**   고필준
**펴낸이**   최길주

**펴낸곳**   도서출판 BG북갤러리
**등록일자**   2003년 11월 5일(제318-2003-000130호)
**주소**   서울시 영등포구 국회대로72길 6, 405호(여의도동, 아크로폴리스)
**전화**   02)761-7005(代)
**팩스**   02)761-7995
**홈페이지**   http://www.bookgallery.co.kr
**E-mail**   cgjpower@hanmail.net

ⓒ 고필준, 2020

ISBN 978-89-6495-192-7  03510

이 도서의 국립중앙도서관 출판시도서목록(CIP)은 e-CIP홈페이지(http://www.nl.go.kr/ecip)
와 국가자료공동목록시스템(http://www.nl.go.kr/kolisnet)에서 이용하실 수 있습니다.
(CIP제어번호 : CIP2020040911)

불행이 끝나고 행복으로 가는 길라잡이

# 마음속의
# 악(惡)을
# 뽑아내는
# 비결

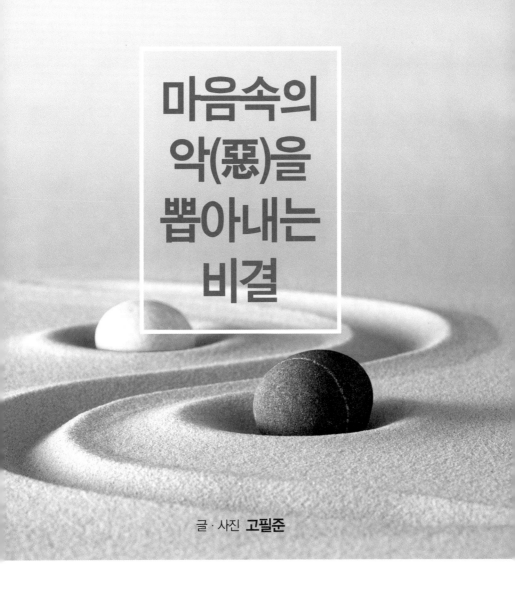

글·사진 **고필준**

BBG **북갤러리**

마음속의 더러운 악(惡)을
뽑아내고 참 진리와 함께
행복(幸福)한 가정을 만듭시다!


*나의 깨달음은 어디서 온 것일까?*

사람이 살아가는 동안에 옷이 더러워지거나, 몸에 때가 있거나, 그릇이 더러워지면 맑은 물로 깨끗이 씻고 닦으면 된다. 하지만 우리 마음속의 더러운 사상(思想)이나 쓰레기 오물(汚物)이 가득하면 어떻게 해야 깨끗이 청소가 될 수 있을까? 고민 끝에 필자는 마음 닦는 곳을 찾아가서 배워야겠다는 생각을 하게 되었다. 그런 후 마인드 컨트롤이나 정신통일, 명상, 단전호흡, 중국 내공, 외공, 요가, 침술, 지압, 마사지, 척추교정, 초능력, 초염력, 심령술, 티베트기공 등을 두루 습득하여 많은 깨달음을 얻었다. 그러나 그리 마음에 흡족하지 않아 유명하고 도통한 스님, 신부(神父)님, 목사(牧師)님, 선생(先生)님, 교수(敎授)님, 박사(博士)님, 도인(道人), 도사(道士)님들을 만나 많은 대화를 나누어보았다. 그러나 그분들도 인간인지라 상황에 따라 화(火)도 내고, 신경질(神經質)도 내면서 막말이나 쌍욕도 하고, 시기(猜忌), 질투(嫉妬), 이간질, 심지어 거짓말까지 하는 것을 보아서 한계를 느꼈다.

그러던 중 1975년 10월 18일 오후 6시경 "천국이 가까이 왔다. 복음을 받으라. 인류가 고대하고 기다리던 재림 주님이 오셨다."고 말하기에 무슨 뜻인지 영문도 모른 채 전도자의 인도를 받아 저녁예배에 참석하여 예배를 드렸다. 그 후 전도사가 "10월 24일 저녁에 시작하여 10월 30일 낮까지 예배에 참석하라."고 권하기에 참석하였다.

그 후 6일 동안 예배에 참석하여 많은 은혜를 받았다. 그중에 특히 마태복음 5장 44~45절 "너희 원수를 사랑하며 너희를 핍박하는 자를 위하여 기도하라. 이같이 한즉 하늘에 계신 너희 아버지의 아들이 되리니."라는 말씀에 깊은 깨달음을 받았다. 여기서 성경말씀은 생략한다.


오래전 순수했던 사람들은 온데간데없고, 힘 있고 부한 강대국들이 세상 모두를 차지하기 위해 오늘날까지 세계 곳곳에서 최첨단 기기로 어마어마한 살상무기를 만들어서 시작도 끝도 모르는 싸움을 계속하고 있다. 그러나 싸움의 결과는 이기든 지든 간에 자연환경은 파괴되고, 동·식물 모두가 고통인 줄 잘 알면서도 사람들은 어리석은 행동을 계속하고 있다.

지금 세계 곳곳에서는 가뭄피해와 폭풍피해, 우박피해, 대지진 피해, 기아와 질병으로 많은 사람이 죽어가는 것을 해결할 생각은 하지 않고 권력자들이나 부한 자, 강자들이 약한 사람들을 죽이는 데에만 혈안이 되어서 순진하고 정직한 사람들을 죽이기 위해 수단과 방법을 가리지 않고 없는 죄(罪)를 만들어 생사람들을 악랄하게 괴롭히고 죽이는 일들을 하고 있다. 도대체 이런 일을 언제까지 계속 하려하는가?

이제라도 늦지 않았으니 정신과 육체로 인한 모든 전쟁을 종식시키고, 지구촌 곳곳에 평화와 평등한 세상, 공평과 공의로운 세상, 화목하고 행복한 세상을 만들어서 인종차별 없이, 사건사고 없이 지구 곳곳을 자유로이 왕래할 수 있게 해야 되는데, 그것이 언제일까? 필자는 지금이 그 시기라 생각한다.

이를 위해 지금부터 세계의 지혜자와 지식자들의 지혜를 모아 첫째, 황사(黃砂)를 막고, 둘째, 미세(微細)먼지를 막고, 셋째, 기아(飢餓)와 질병을 막고, 넷째, 환경파괴를 막고, 다섯째, 모든 종교의 갈등을 막고, 여섯째, 모든 범법자들의 만행을 막고, 일곱째, 범죄조직인 폭력 단체를 없애는 데 함께 힘을 모은다면 머지않아 지구의 평화가 정착될 것이다.

보다 빨리 좋은 날을 보기 위해서는 누구라도 '마음속의 악을 뽑아내야 행복하다.'는 책(冊)을 만나게 해야 한다. 그리하여 사건사고가 왜 일어났는지, 누구는 장수하고 누구는 단명하는지, 누구는 실패하고 누구는 성공하는지, 누구는 불행하고 누구는 행복한지를 알 수 있을 것이다.

인명(人命)은 재천(在天)이듯이 죽고 사는 것은 오직 우리를 만든 창조주 하나님의 손에 달려있다. 그렇지만 우리는 그분의 깊은 뜻을 다 헤아릴 수는 없으나 현실의 삶에 있어서 사람들이 죽고 사는 것은 자기(自己)가 하는 말, 즉 혀(舌)의 권세의 인도에 따라 자신(自身)의 운명(運命)이 결정짓는 것이기 때문에 마음속에서 나오는 말들을 조심해야 한다. 입에서 나오는 말은 때로는 좋은 말이 나오지만, 어느 때는 나쁜 말이 나오고, 때론 혼합되어 나온 말에 의해 중심을 잡을 수가 없다. 이 책은 이러한 것들을 확실하게 인도해주는, 길라잡이가 되는 책이 될 것이다.

그러기 위해서는 다음과 같은 것을 실천하여야 한다.

첫째, 책 전체를 습관이 될 때까지 꼭 읽어야 된다.

둘째, 사랑, 칭찬, 감사, 웃음을 100% 활용해야 된다.

셋째, 자신 속에 악(惡)한 생각이 있다면 입으로 말하지 말고 반드시 뒤로 내어보내야 된다.

넷째, 당신은 화(火), 스트레스, 상처(傷處)들을 만들지도 말고, 남에게 주지도 말고, 받지도 말아야 된다.

다섯째, 대가없이 상대방의 죄(罪)를 용서(容恕)해 주어야 된다.

여섯째, 거짓말을 금하고 언행일치(言行一致)해야 된다.

일곱째, 만인을 내 가족(家族)처럼 사랑해야 된다.

여덟째, 마음속의 악(惡)을 뽑아내는 데 최선을 다해야 된다.

아홉째, 당신은 모든 사람들에게 생명(生命)의 말, 진리(眞理)의 말만 해야 된다.

열 번째, 뇌물(토지, 가옥, 돈, 남, 여)은 주지도 받지도 말아야 된다.


이 작은 책을 통하여 관념(觀念)이 바뀌면 감각이 바뀌고, 감각이 바뀌면 행동이 바뀌고, 행동이 바뀌면 습관이 바뀌고, 습관이 바뀌면 성격이 바뀌고, 성격이 바뀌면 운명이 바뀐다. 운명이 바뀌면서부터 사람들이 인자(仁者)와 같고, 의인(義人)과 같으며, 선인(善人)과 같은 진정한 의로운 사람이 된다. 그렇게 되면 만인(萬人)에게 공평(公平)과 공의(公義)롭게 정사할 것이며, 화평과 화목, 평화와 평등하게 한마음 한 뜻으로 변화되며, 한민족, 한가족, 한형제처럼 정답게 지낼 수 있는 세상, 즉 파라다이스, 유토피아, 지상낙원(地上樂園), 지상천국(地上天國)이 될 것이다.

철학이나 풍수지리, 불경, 성경, 주역을 통달했다고 하는 사람들을 만나 대화를 해보면 모두 다 한 결 같이 저 멀리 4~9차원을 이야기한다. 우주 공간에 유토피아나 극락, 천국이 있다는 상상의 말, 즉 실상(實相)이 아닌 비유나 그림자, 상징처럼 포장되어 있는 말만 하고 있는데, 이는 모두 다 바람이나, 뜬 구름 잡는 꿈의 세계나 같은 것이다. 행복과 불행도 땅에 있고, 지옥과 천국도 땅에 있다. 악(惡)한 사람이 악을 행하면 생지옥(生地獄)인 것이고, 선한 행동을 하는 사람들은 땅위에서 천국 생활을 하고 있는 것이다.

2017년 3월 24일 음력(2월 27일) 밤 12시를 기준으로 악(惡)한 기운들이 점점 떨어지고, 반대로 선(善)의 기운이 강하게 상승(上昇)되고 있는 이때, 독자(讀者) 여러분은 하루빨리 마음속의 더러운 악(惡)을 뽑아내고 참 진리(眞理)로 가득 채워 다함께 행복(幸福)한 가정을 만듭시다.

끝으로 우리가족(유은선, 고서영, 고태수) 모두의 지혜로 이룩한 이 책이 여러분 가정에 건강과 행운, 행복이 늘 함께 하게 할 것이며, 더 나아가서 창조주 하나님께서 무한한 생명의 만복을 차고 넘치게 주실 것을 기원합니다.

감사합니다.

2020년 9월
관악산(冠岳山) 기슭에서
M.J 고필준

# 차례

## 제3장 악(惡)한 말이 나를 악(惡)하게 만든다

## 제4장 행복을 파괴하는 갈등을 없애라

## 제5장 마음속에 숨어있는 악(惡)을 뽑아라

## 제6장 사랑은 생명(生命)의 근원(根源)

## 제7장 칭찬(稱讚)은 만물을 춤추게 한다

## 제8장 감사하는 곳엔 악마(惡魔)가 살 수 없다

## 제9장 웃음은 지상 최고의 운동이다

## 제10장 바른 척추는 무병장수의 길

## 제11장 120세까지 건강을 유지할 수 있는 특수운동 비법

# 제12장 걸음을 잘 걸으면 무병장수(無病長壽)한다

# 제1장

## 사람

# 제1장
# 사람

## 하나님의 신은 존재(存在)하고 있는가?

21세기 과학문명의 시대에 여호와 하나님의 신은 존재하고 있는가, 아닌가를 우리가 먼저 알아야 한다.

여호와는 신의 근본인 지혜(知慧)이기 때문에 과학(科學)이 존재하고 있는 한 하나님은 존재한다고 할 수 있다.

첫째, 하나님은 모든 신의 근본이며, 우주 삼라만상을 창조하시고 지배하는 신이시다.

둘째, 성신(聖神)은 하나님의 신 외에 하나님의 말씀을 순종하여 선하고 의롭게 이 세상에서 살다가 순교한 사람인 선지(先知) 성인의 영이 하늘로 올라갔으므로 그 영들이 거룩한 성신이 되는 것이다. 세상에서 선하고 의로운 사람들은 성신을 받은 것이며, 정의롭고 의로운 사람들은 성신이 그 사람에게 임(臨)해서 한 사람이 되는 것이다.

셋째, 마신(魔神)은 인간의 마음을 근본적으로 악하게 하는 신이다.

넷째, 악신(惡神)은 이 세상에서 악하게 살다가 죽은 사람의 영이 하늘로 올라가 악신이 되는 것이다. 세상에서 악(惡)한 사람은 마신(魔神)을 받은 것이며, 미친 사람들은 이 악신(惡神)이 그 사람에게 임(臨)해서 미친 사람이 된 것이다.


## 당신은 우주(宇宙)의 유일한 사람

살아있는 짐승(고양이, 쥐, 얼룩말 등)들은 어느 것이 먼저 태어나고 어느 것이 나중에 태어났는가를 가려낼 수 없지만, 사람만은 똑같아 보이는 쌍둥이라 할지라도 얼굴 모양, 성격, 행동하는 모습들이 다 다르게 나타나기 때문에 사람으로 태어난 당신은 최고로 축복받은 '유일한 사람'이다. 그래서 움직이는 사람 속에는 영혼이 존재하여 살아있는 사람이란 뜻이고, 움직이지 아니한 사람 속에는 영혼이 존재하지 않기 때문에 죽은 시체인 것이다. 영혼이 있는 사람들은 분명히 살아있지만 자기 혼자서는 아무것도 할 수가 없다. 왜냐하면 육체를 움직이는 것은 정신이고, 정신을 움직이는 것은 마음이고, 마음을 움직이는 것은 창조주 하나님이시기 때문이다.

참 하나님이 주관하여 마음을 움직일 때 생명의 에너지를 공급받아야 살아갈 수 있기 때문에 우리는 우리를 창조한 그 창조주의 뜻에 따라야 생명을 영원히 유지할 수 있으며, 더 나아가서는 사람다운 참 사람이 될 수 있다.

여기서 꼭 알아야 될 것은 참 하나님과 거짓 하나님을 구분하지 않으면 진짜와 가짜가 혼합이 되어 모든 것이 잘못되기 때문에 바르게 알리고자 하는 것이다.

## 진짜 하나님(하나님, 성신, 성령) 성품

하나님 = 사랑이시라(요한1서 4:8) 사랑엔 거짓이 없나니 악을 미워하고 선에 속하라 형제를 사랑하여 서로 우애하고 존경하기를 서로 먼저하며 부지런하여 게으르지 말고 열심을 품고 주를 섬기라 소망 중에 즐거워하며 환란 중에 참으며 기도에 항상 힘쓰며 성도들의 쓸 것을 공급하며 손님 대접하기를 힘쓰라 너희를 핍박하는 자를 축복하라 축복하고 저주하지 말라 즐거워하는 자들로 함께 즐거워하고 우는 자들로 함께 울라 서로 마음을 같이하며 높은 데 마음을 두지 말고 도리어 낮은 데 처하며 스스로 지혜 있는 체하지 말며 온전한 사람이라면 하늘의 참뜻에 따라 진리대로 행하면 모든 일이 만사형통되지만 진리를 벗어난 사람들은 고통(생지옥) 속에서 헤매이다 생을 마감하는데 하나님은 기쁘고 즐거운 생활을 위하여 허황된 것들, 즉 자기(自己)를 위하여 하늘에 있는 것이나 아래로 땅에 있는 것이나 땅 밑 물속에 있는 것의 아무 형상이든 만들지 말고 그것들을 섬기지 말라(신명기 5:8, 레위기 26:1) 우상을 섬기는 자는 3, 4대까지 저주를 받으나, 그 반대로 하나님을 섬기면 1,000대까지 복을 받는다.


## 가짜 하나님(마귀, 악신, 귀신, 악령) 성품

자기 것은 세상에 하나도 없다. 다만, 세상에 있는 모든 것들을 수단과 방법을 가리지 않고 남의 모든 재물들을 강제로 빼앗는 데 그 목적이 있다.

그리고 생명이 없는 것들을 생명이 있는 것처럼 속여서 우상을 만들어 섬김으로 인류는 저주를 받게 된다.

철공은 철을 숯불에 불리고 메로 치고 강한 팔로 괄리므로 심지어 주려서 기력이 진하며 물을 마시지 아니하여 곤비하며 목공은 줄을 늘려 재고 붓으로 긋고 대패로 밀고 정규로 그어 사람의 아름다움을 따라 인형을 새겨 집에 두게 하며 그는 혹 백향목을 베이며 디르사나무와 상수리나무를 취하며 혹 삼림 중에 자기를 위하여 한 나무를 택하여 혹은 나무를 심고 비에 자라게도 하나니 무릇 이 나무는 사람이 화목을 삼는 것이어늘 그가 그것을 가지고 자기는 몸을 더웁게도 하고 그것으로 불을 피워서 떡을 굽기도 하고 그 중에 얼마는 불사르고 얼마는 고기를 구워 배불리기도 하며 또 몸을 더웁게 하여 이르기를 아하 따뜻하다 내가 불을 보았구나 하면서 그 나머지로 신상 곧 자기 우상을 만들고 그 앞에서 부복하여 경배하며 그것에게 기도하여 이르기를 너는 나의 신이니 나를 구원하라 하는 도다

─ 이사야 44:12~17

저희 우상은 은과 금이요 사람의 수공물이라 입이 있어도 말하지 못하며 눈이 있어도 보지 못하며 귀가 있어도 듣지 못하며 코가 있어도 맡지 못하며 손이 있어도 만지지 못하며 발이 있어도 걷지 못하며 목구멍으로 소리도 못하느니라 우상을 만드는 자와 그것을 의지하는 자가 다 그와 같으리로다

─ 시편 115:4~8

새긴 우상은 그 새겨 만든 자에게 무엇이 유익하겠느냐 부어 만든 우상은 거짓 스승이라 만든 자가 이 말하지 못하는 우상을 의지하니 무엇이 유익하겠느냐 나무더러 깨라 하며 말하지 못하는 돌더러 일어나라 하는 자에게 화 있을찐저 그것이 교훈을 베풀겠느냐 보라 이는 금과 은으로 입힌 것인즉 그 속에는 생기가 도무지 없느니라

─ 하박국 2:18~19

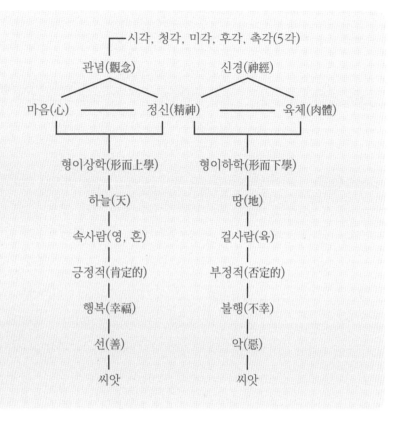

## 사람이란?

### 1. 영(靈)

하나님은 영이시니 예배하는 자가 신령과 진정으로 예배할 지니라

- 요한복음 4:24

영(靈)은 살과 뼈가 없는 무형체(無形體)라서 눈으로 볼 수 없고, 손으로 볼 수 없고, 손으로 만질 수도 없는 것으로 추상적이나, 움직임을 감지할 때는 생명(生命)의 영(靈)인지 죽음의 영(靈)인지를 알 수 있는 것이다.

**생명의 영이란** : 진리, 실상, 정직, 질서, 바른 것, 알곡 열매, 공평, 공의, 화평, 화목, 배려, 봉사, 미소, 칭찬, 친절, 겸손, 사랑, 감사, 긍정적, 적극적 등⋯⋯.

**죽음의 영이란** : 생명이 존재하지 않은 모든 것, 우상, 가짜, 쭉정이, 껍데기, 쓰레기, 버리는 것, 가면 쓴 것, 거짓말, 허영, 허풍, 다툼, 험담, 시기, 질투, 이간질 등⋯⋯.

어머니 뱃속에서 10개월 만에 아기가 밖으로 분만될 때 산파가 아기를 받아 아기를 거꾸로 치켜들고 엉덩이를 사정없이 "찰싹~" 하고 강하게 때린다. 이때 아기가 "응애~" 하고 울음을 터뜨리면 그 아기는 정상인이고, 만약 아기가 울지 않으면 영이 들어가지 못하여 말을 못하는 벙어리가 된 비정상인이 된 것이다.

## 2. 영(靈), 혼(魂), 육(肉)

사람은 영과 혼과 육이 함께 있어야 정상적인 사람이 되는데 영이 없으면 혼과 육으로 인하여 비정상인이 되고 말을 못하는 벙어리가 되어 일생을 장애인으로 살아가는 경우도 있고 또 사람 몸속에 영(靈)이 다시 들어가 사람이 말을 하여 정상인이 되는 경우도 더러 있다.

아기는 어머니 복중에서 10개월 동안 사람의 모습으로 갖추어진 후 탄생되는데 이때 정상인과 비정상인으로 양분하여 영혼이 태어난다. 그런데 어떤 사람은 바르고 착하게 태어나는 사람이 있는가 하면, 그 반대로 늘 행동하는 것마다 유별나게 악하게 태어나는 사람도 있다. 왜 그렇게 태어나는 것인지 우리는 도무지 이해가 가지 않는다. 다만, 자신이 어릴 적부터 자라나는 성장기에 가족과 부모님의 모든 모습과 행동하는 것을 보면서 자녀들은 잘 성장하는 과정에 따라 여러 가지 의견이 맞지 않아 자주 다투거나 심하게 싸우는 일들이 다반사로 일어나기도 한다. 또한 사회에서는 크고 작은 사건사고들에 대하여 모든 사람들이 나와는 아무런 상관이 없는 것까지도 사항에 따라 각 개인의 생각대로 입에 담지 못할 막말을 하거나 화내고, 짜증내는 일들이 순간적으로 일어나기도 한다. 그래서 '왜 이런 일이 일어났을까?' 곰곰이 생각하여 조목조목 분석하여 보면, 사건 당사자와는 무관한데도 사람들이 비방하고, 조롱하고, 판단하여 내가 옳으니 네가 옳으니 하고 판단하면서, 심지어 어느 판사처럼 판결을 내어버리는 경우도 있었다. 그러나 이는 모두가 상대의 상황을 보면서 말하고 판단한 것 때문이다.

누구의 잘못이 있는 것이 아니라 각자가 말한 것들은 각자의 입에서 나간 것, 즉 말하자면 내 속에 있는 것을 내가 말하였으므로 그 말이 세상에서 제일 더러운 말로, '내가 제일 더러운 사람이구나.' 하고 생각해야 한다. 그동안 나 자신은 밤낮 어머니 탓, 친구 탓, 모두 남의 탓만 하였지만, 이는 남의 탓이 아니라 모두 다 내속에서 나왔으니 '모두 다 내 탓이로소이다.' 하고 이제는 깨달아야 할 것이다.

그러므로 나의 길과 나의 운명을 누가 만들어 주는 것이 아니다. 내가 생각한 그 말의 결과에 따라 악한 말이 나오면 내가 악한 사람이 되고, 좋은 말이 나오면 내가 좋은 사람이 되듯이 모든 말을 할 때에는 심사숙고하여 꼭 필요한, 죽음의 말이 아니라 살아있는 좋은 말, 긍정적인 말, 적극적인 말, 생명의 말을 해야 하는 것이다.

# 한 번 내뱉은 말은 다시는 돌이킬 수 없다

입으로 들어가는 모든 것들은 배로 들어가서 소화 흡수한 후 나머지는 뒤(항문)로 내어 버려지는 줄을 알지 못하느냐. 씻지 않고 손으로 먹는 것은 사람을 더럽게 하지 못하나, 입에서 나오는 것들은 마음과 정신에서 나오나니 이것이야말로 사람을 더럽게 하느니라.

마음에서 나오는 것들은 악한 생각과 살인과 간음과 음란과 도적질과 거짓 증인과 비방과 험담과 악성 댓글과 시기, 질투, 이간질, 짜증내고, 성질내고, 멸시, 천대, 조롱하고 거짓말하는 모든 것들이 사람을 더럽게 한다. 이렇듯 악취를 만드는 흉악한 원흉은 바로 새치의 혓바닥이다. 예를 들어 큰 비행기나, 항공모함이나, 자동차, 기차처럼 큰 물체라 하더라도 아주 작은 열쇠(Key) 하나로 움직인다. 또 아주 작은 성냥불이라도 온 지구를 다 태우고도 남듯이 사람의 혀는 곧 불이요 불의의 세계라. 혀는 우리 지체 중 가장 작은 것이로되 온 몸을 더럽히고 삶의 수레바퀴를 불사르나니, 그 사르는 것이 지옥 불에서 나느니라.

그러므로 만물의 영장인 사람의 새치 혀는 온 인류를 죽이기도 하고 살리기도 하며, 부하게도 하고 가난하게도 하며, 높이기도 하고 낮추기도 하며, 병 주기도 하고 약 주기도 하며, 행복도 주고 불행도 준다. 새치 혀를 생명의 길로 가는 길라잡이로 사용하면 금상첨화일 것이다.


◎ 한 번 터진 폭탄은 100% 회수불가

◎ 한 번 내 뱉은 말 한마디에 생과 사가 달려있다.

혀를 잘못 사용하면 온몸(악담, 험담, 중상모략, 저주의 말, 죽음의 말, 지옥의 말, 독살스런 말, 시궁창의 말, 악독한 말을 하게 되면)의 세포가 시들시들

병이 들어 모든 세포를 죽어서 썩게 만든다. 썩으면 구더기서식지가 되니 똥파리와 같은 더러운 사람이 되는 것이다.


## 생명을 단번에 죽이는 살상무기

총, 칼, 창, 핵폭탄, 생화학무기, 독극물, 독약, 독충, 독사, 맹독, 독주, 올가미, 함정, 그물, 덫 등……

### 1. 육체를 죽이는 살상무기

인스턴트식품, 튀김종류, 육류종류, 화학향신료, 가공식품, 지방과잉섭취, 영양과다섭취, 얼음 등 냉음식, 불규칙 식습관, 약물중독, 알코올중독, 마약중독, 도박중독, 게임중독 등……

### 2. 마음과 정신을 죽이는 살인무기

화내고, 짜증내고, 신경질내고, 욱하며 성질부리고, 멸시하고, 천대하고, 조롱하고, 능욕하고, 험담하고, 시기하고, 질투하고, 이간질하고, 폭언하고, 쌍욕하고, 유언비어나 중상모략하고, 거짓 증거하고, 억울한 누명 씌우고, 폭행하고, 강도짓하고, 도적질하는 것 등…… 권력이 막강하거나, 재산이 많거나, 힘이 강한 자들로부터 선한 사람이나 약(弱)한 사람들에게 깊은 상처나 스트레스를 계속 준다면 약한 자들은 가슴속에 상처가 차곡차곡 쌓이면서 온몸에 발생되는 질병으로 인하여 괴로움과 고통 속에서 살다가 죽어 가게 된다.

## 3. 영과 혼, 육을 죽이는 사망(死亡)의 말

거짓말(그림자, 없는 말, 사기꾼, 허풍, 가짜, 쭉정이)은 지구상에서 제일 더럽고 추악한 사망(死亡)의 말이다.

* **마귀, 악마, 사망의 말 : 악(惡)의 씨**

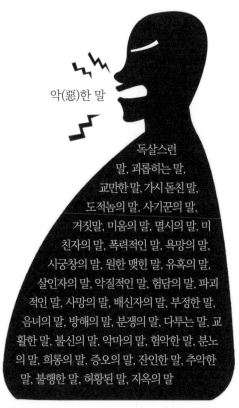

악(惡)한 말

독살스런 말, 괴롭히는 말, 교만한 말, 가시 돋친 말, 도적놈의 말, 사기꾼의 말, 거짓말, 미움의 말, 멸시의 말, 미친자의 말, 폭력적인 말, 욕망의 말, 시궁창의 말, 원한 맺힌 말, 유혹의 말, 살인자의 말, 악질적인 말, 험담의 말, 파괴적인 말, 사망의 말, 배신자의 말, 부정한 말, 음녀의 말, 방해의 말, 분쟁의 말, 다투는 말, 교활한 말, 불신의 말, 악마의 말, 험악한 말, 분노의 말, 희롱의 말, 증오의 말, 잔인한 말, 추악한 말, 불행한 말, 허황된 말, 지옥의 말

악(惡)한 사람은 그 쌓은 악에서 악한 말을 한다.

## 4. 영과 혼, 육을 살리는 생명(生命)의 말

진리(사실, 진실, 실상, 온전한 것)의 말은 지구상에 제일 깨끗하고 향기로운, 살아있는 생명(生命)의 말이다.

- **하나님, 성신, 생명의 말 : 선(善)의 씨앗**

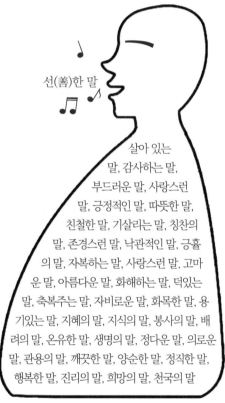

선(善)한 말

살아 있는
말, 감사하는 말,
부드러운 말, 사랑스런
말, 긍정적인 말, 따뜻한 말,
친절한 말, 기살리는 말, 칭찬의
말, 존경스런 말, 낙관적인 말, 긍휼
의 말, 자복하는 말, 사랑스런 말, 고마
운 말, 아름다운 말, 화해하는 말, 덕있는
말, 축복주는 말, 자비로운 말, 화목한 말, 용
기있는 말, 지혜의 말, 지식의 말, 봉사의 말, 배
려의 말, 온유한 말, 생명의 말, 정다운 말, 의로운
말, 관용의 말, 깨끗한 말, 양순한 말, 정직한 말,
행복한 말, 진리의 말, 희망의 말, 천국의 말

선(善)한 사람은 그 쌓은 선에서 선한 말을 한다.

# 나의 언어(言語)가 나를 창조(創造)한 것이다

이 세상에서 나의 삶과 목숨을 대신해 줄 사람은 아무도 없다. 혹시나 사랑에 눈먼 사람들은 목숨을 대신해 준다는 희망적인 말을 하는 사람들이 겉으로는 달콤한 말을 할지 몰라도 마음속에서는 "아니요."라고 말할 수도 있다. 그러나 모성애에 있어서는 자녀를 위한 일이라면 어머님께서 희생자가 나올 수 있다. 그러나 성인이 된 경우에는 부모나, 형제나, 이웃이나, 친구들은 나의 목숨을 대신해 줄 위인이 이 세상에 단 한 사람도 없다. 그 이유는 내가 밥을 먹으면 살고 내가 밥을 안 먹으면 죽고, 내가 움직이면 살고 멈추면 죽는다는 이치가 진리이기 때문에 처음 세상에 태어나서 성장할 때까지는 부모님이 입혀주고 먹여주고, 성인이 되어서는 누구나 독립적인 요소를 모두 다 갖추어서 스스로 살아가야 되는 것이다. 독립이 되어서부터 가깝거나 먼 곳의 사람이라 할지라도 어떠한 피해도 주어서는 안 되는 것이다. 예를 들자면 무인도에서 자연인이 혼자 살아가고 있다. 자연인은 자연의 도움 외에는 도움 받을 일이 별로 없다. 그리고 남들에게 피해를 주지 않고 피해를 받지도 않으니 이것이 지상낙원일새 그려! 그러나 내가 움직이지 않으면 죽은 목숨과 같은 것이니 나는 살기 위해 움직여야 되는데 나의 귀중한 시간을 타인으로 인하여 빼앗긴다면 경제 에너지, 시간 에너지, 일 못하고 소비한 에너지를 다 빼앗아 갔을 때 어떻게 보상해야 할 것인지 당신은 깊이 생각해 보았는가? 세상에 공짜는 없는 것이다.

이 책을 읽은 당신은 오늘부터 아래 내용을 실천하기 바란다.

☆ 당신은 스트레스를 만들지도 말고 ~ 스트레스 주지도 말고 ~ 스트레스 받지도 말자.

☆ 당신은 이간질을 하지도 말고 ~ 이간질을 주지도 말고 ~ 이간질을 받지도 말자.

☆ 당신은 상처를 만들지도 말고 ~ 상처를 주지도 말고 ~ 상처를 받지도 말자.

☆ 당신은 성질을 내지도 말고 ~ 성질을 주지도 말고 ~ 성질을 받지도 말자.

☆ 당신은 화를 내지도 말고 ~ 화를 주지도 말고 ~ 화를 받지도 말자.

☆ 착한 사람도 내가 만들고 - 나쁜 사람도 내가 만든다.

☆ 좋은 운명도 내가 만들고 - 나쁜 운명도 내가 만든다.

☆ 선한 성격도 내가 만들고 - 악한 성격도 내가 만든다.

☆ 행복도 내가 만들고 - 불행도 내가 만든다.

☆ 효도도 내가 만들고 - 불효도 내가 만든다.

☆ 결혼도 내가 만들고 - 이혼도 내가 만든다.

☆ 건강도 내가 만들고 - 질병도 내가 만든다.

☆ 부자도 내가 만들고 - 가난도 내가 만든다.

☆ 성공도 내가 만들고 - 실패도 내가 만든다.

☆ 긍정도 내가 만들고 - 부정도 내가 만든다.

☆ 겸손도 내가 만들고 - 교만도 내가 만든다.

☆ 진실도 내가 만들고 - 거짓도 내가 만든다.

☆ 희망도 내가 만들고 - 절망도 내가 만든다.

☆ 적극도 내가 만들고 - 소극도 내가 만든다.

☆ 낙관도 내가 만들고 - 비관도 내가 만든다.

☆ 웃음도 내가 만들고 - 슬픔도 내가 만든다.

☆ 사랑도 내가 만들고 - 미움도 내가 만든다.

☆ 평화도 내가 만들고 - 전쟁도 내가 만든다.

☆ 선인도 내가 만들고 - 악인도 내가 만든다.

☆ 천국도 내가 만들고 - 지옥도 내가 만든다.


나의 입에서 나간 모든 말들은 내가 뿌린 씨앗이다. 그러므로 '내가 뿌린 대로 열매를 거둔다.' 하는 말이 옳도다. 선을 뿌리면 선의 열매가 주렁주렁, 악의 씨앗을 뿌렸으면 악의 열매가 주렁주렁!

독자 여러분, 화나고, 신경질 나고, 짜증난다고 다른 사람에게 불평, 불만, 원망을 하지 말라. 무슨 일이 잘못 되었을 때 "너 때문이야, 쟤 때문이야, 엄마 때문이야." 하고 남 탓을 하는데 그것은 잘못된 것이다. 왜냐하면 시작한 것도 내가 선택한 것이고 끝내는 것도 내가 한 것을 너 때문이야 하고 남 탓을 한다면 이는 천하에 날강도나, 살인자나, 거짓말하는 사기꾼과 똑같은 것이다. 현재 살아가는 모든 일에 관해서는 내가 시작하고 내가 끝내는 것이니 내 것은 내 탓, 남의 것은 남 탓 하는 것이 당연한 것이다. 그렇기 때문에 내 몸에서 나간 것은 모두 다 내 것이다. 내가 100% 책임을 져야 되는 것이다. 그래서 내 마음을 다스리지 못하면 실패한 것이고, 내 마음을 잘 다스리면 성공자가 되어 천하의 주인이 되는 것이다.

제2장

# 선한 말이
# 나를 선(善)하게 만든다

제2장

# 선한 말이 나를 선(善)하게 만든다

## 선한 사람

현명한 사람들이 육식종류나 튀김종류, 인스턴트식품 등의 가공식을 많이 섭취하면 에너지 공급은 되지만 조절 영양소가 결핍되어 피는 탁하고, 차게 변하여 사람의 판단력을 흐리게 한다. 그리고 순간을 참지 못하는, 즉 짐승과 같이 급하고, 사나우며, 난폭하고, 조급한 사람으로 변하면서 이기적이고, 욕심이 많아 이웃 친척이나 부모를 멀리하는 나쁜 성품으로 되므로 좋은 사람이 되려면 자연식품이나 무공해로 재배된 식품을 잘 선별하여 깨끗하게 씻어 조리한 음식을 먹어야 한다. 그러면 모든 장기(臟器)의 세포가 자기소임을 다하게 된다. 이때부터 육체는 혈액순환이 잘되면서 건전한 정신에 건강한 육체가 형성되는 것이기 때문에 선에 속한 사람들은 말과 행동을 일치하게 움직여서 확고한 신념을 가지고 긍정·적극·낙관적인 생명의 말을 하면 자율 신경(自律神經)에 의해 몸에 엔도르핀(Endorphin)과 뇌내 몰핀을 분비(分泌)시킨다. 즉, 몸에 유익

(有益)한 엔도르핀과 같은 좋은 호르몬을 분비시켜준다는 것이다.

거기다가 NKC세포(Natural Killer Call)라는 것이 있는데, 이는 암세포를 5분 만에 끌어안고 죽는, 자연 살상세포다.

이와 반대로 부정적이거나 소극적이고 비관적일 때는 교감신경이 자극을 받는다. 이때 노르아드레날린(Noradrenalin or Norepinephrine)이 빠르게 분출되어 심장박동이 빨라지고 혈압이 상승될 때에 부신피질이 증가하여 진력을 다해 도망치는 태도를 취한다. 이때부터는 면역력이 떨어져 모든 질병이 들어오면 방어할 능력이 부족하여 고스란히 질병의 침범에 속수무책으로 당하기만 한다. 이때 긍정이라는 방어태세로 전환하여 모든 것을 바른길로 행하여 움직이면 이때부터 마음의 병, 정신의 병, 육체의 병이 하나둘씩 몸속에서 빠져나가는 것을 본인이 알 수 있다.


## 당신은 유일(唯一)하고 귀한 사람

만물 가운데 생명이 있는 똑같은 것들이 많이 있지만 단 유일하게도 사람은 당신밖에 없다. 그래서 지구상에 값으로 따질 수 없는 최고 귀한 보석 중의 보석이니 이 귀한 보석을 잘 보호하고, 관리하고, 잘 지켜야 되는데 자기 자신이 귀한 보석인 줄 모르다보니 함부로 취급하고 있다. 이때 보석을 빼앗아간 도둑놈은 마귀나 악령 들린 귀신들이다. 이들은 외형적으로 오만가지의 꿀과 같이 단 것을 내세우며 거짓말로 속여서 훔쳐간다. 그러므로 이제라도 당신의 보석을 찾아야 한다.

사람 중에는 생명이 있는 모든 것들을 살리는 사람이 있고, 죽이는 사람이 있다.

**죽이는 사람은** : 아름다운 금수강산을 독재적으로 독식을 하려고 갖은 만행을
다 저지른 사람들은 온갖 수단을 가리지 않고 절도나 폭언,
폭력, 강도, 강간, 사기, 마약, 살인자들을 동원하여 사회곳곳
에서 파업이나 파괴, 파멸시키는 일 등에서 혈안이 되어 난리
법석을 떨고 있는 악령 들린 귀신들이다.

**살리는 사람은** : 지구촌의 아름다운 자연 환경 모든 것을 보호하고 보전하는
데 중심을 둔다. 특히 멸종 위기에 있는 동·식물을 잘 가려서
특별 관리를 해야 한다. 그리고 지구촌 모든 사람들은 인종차
별 금지법, 성폭행 금지법, 폭행 금지법, 사기 절도 금지법, 마
약 금지법, 전쟁 금지법 등을 만들어서 이 땅위에 사람의 탈을
쓴 마귀나 악한 귀신 들린 자들을 모두 다 검거하여 감옥에
가두어 두고 특별 정신 교육을 한 후 선(善)한 사람이 되었을
때 석방시켜줘야 한다.


## 생명의 말, 좋은 말만 합시다

사랑하는 아들, 딸들아! 이 험한 세상을 살아가려면 대우주(하늘)가 질서정연
하게 잘 진행해 나가듯이 우리 소우주(마음)인 사람들도 인간의 질서를 잘 지켜
하늘의 뜻에 따라 더도 말고, 덜도 말고 중립을 지켜 만물의 영장이라는 이름을
지켜야 한다. 우리들을 세상에 밝은 빛을 보게 한 주인공은 하늘같은 나의 부
모님이시다. 부모님, 참 감사합니다. 오~ 나의 사랑하는 아들, 딸들아! 이 세상

잘 헤쳐 나가려면 이렇게 해다오. 웃어른과 부모님을 지극 정성으로 공경하며 형제에게 우애 있고 친구들과 다투거나 싸우지 말고 잘 지낼 것이며 이웃과 사회 모든 분들에게 부모님 대하듯 하면 많은 사랑을 받을 것이다. 그리고 즐거운 삶을 영속시키려면 공부하면서 책을 많이 읽어라. 작가의 일생이 책 한 권 속에 감추어 있느니라. 1,000권을 읽으면 1,000명의 사람을 얻는 것이고, 10,000권을 읽으면 10,000명의 사람들이 지혜를 얻는 것이다. 특히 선과 악이 무엇인지 잘 구분하여야 한다. 그러나 성경 말씀에 악한 것은 어떤 모양(없는 말, 거짓말, 쭉정이, 껍데기, 욕심, 욕망, 시기, 질투, 이간질, 험담, 비방, 비탄, 유언비어, 악성 댓글, 폭언, 폭행, 분쟁, 다툼, 싸움, 데모, 파업, 거짓 선동, 중상모략, 사기, 절도 등)이라도 다 버리고 새로운 마음으로 선한 것을 잘 가려서 실천(생명의 말, 살아있는 말, 동·식물 모두에게 감사하라. 인종 차별 없이 만인들에게 사랑을 베풀어라. 내 이웃을 내 몸처럼 아껴 봉사하라 등)해야 일생동안 가족 모두가 기쁘고, 즐겁고, 편안한 생활을 할 수 있는 것이다.

(1) 사랑합니다.

(2) 감사합니다.

(3) 고맙습니다.

(4) 정말 많이 보고 싶었어요.

(5) 당신이 있어 늘 행복합니다.

(6) 모두가 당신 덕분입니다.

(7) 늘 부럽고 존경해요.

(8) 대단히 훌륭하십니다.

(9) 행복이 넘치시네요.

(10) 탁월해 보이십니다.

(11) 참 잘 참으셨습니다.

(12) 지상 최고의 멋쟁이십니다.

(13) 당신은 최고의 달인이십니다.

(14) 기분 좋은 날이 연속됩니다.

(15) 당신의 따뜻한 마음이 늘 그리웠습니다.

(16) 당신은 무엇이든 긍정적이에요.

(17) 늘 미소 짓고 웃는 모습 너무 아름다워요.

(18) 항상 웃음 주셔서 감사합니다.

(19) 당신의 멋진 칭찬에 늘 힘이 솟아요.

(20) 선생님, 깨우쳐 주셔서 감사합니다.

(21) 당신 덕분입니다.

(22) 당신이 있어 더욱 행복합니다.

(23) 당신의 행동 모두가 나의 거울입니다.

(24) 당신은 나의 생명의 은인이십니다.

(25) 늘 바른 생활에 모범을 보여주셔서 고맙습니다.

(26) 미안합니다.

(27) 정말 죄송합니다.

(28) 저의 잘못을 용서해 주셔서 감사합니다.

(29) 앞으로 만인 앞에 빛이 되는 모범생이 되겠습니다.

(30) 저에게 말씀만 하시면 무엇이든 돕겠습니다.

(31) 나에게 기대는 당신, 힘이 되어 드릴게요.

(32) 여러분 가정엔 건강과 행복만 가득할 거예요.

(33) 저의 잘못을 용서해주셔서 감사합니다.

(34) 은혜를 꼭 갚고 정직하게 살겠습니다.

(35) 희망과 용기를 주셔서 감사합니다.

(36) 바르게 인도해 주셔서 감사합니다.

(37) 다시 만나서 반가워요.

(38) 축하합니다.

(39) 언제나 행운 가득하시길 기원드립니다.

(40) 말씀만 하시면 무엇이든 도와드리겠습니다.

(41) 만사형통을 기원합니다.

(42) 당신의 성공을 위하여 기도드립니다. 건강하세요.

(43) 마음, 정신, 육체의 건강을 기원드립니다.

(44) 가정에 행복만 가득하세요.


사람과 사람이 꽉 막혔다면 빨리 화해하여 소통하여야 한다. 소통을 하려면 상대를 무시하지 말고, 상대를 존중해주며, 불평과 불만, 분노하지 말아야 한다. 그리고 남과 비교하지 말고, 멸시와 천대, 조롱도 하지 말 것이며, 막말하거나 거짓말도 하지 말고, 겸손한 마음으로 나를 낮추고 상대를 최고로 존경하는 마음으로 대접해 주면 꽉 막혔던 장벽이 무너지고 자연스럽게 소통이 잘 되는 것이다.

## 소통이 잘되게 하려면 생명의 말을 하라

- 새 힘을 주는 말

  (너를 위해 항상 기도해 줄게.)

- 적극적인 말

  (너의 사전에는 불가능이란 평생 없다.)

- 깨닫는 말

  (너의 몸속에 지혜의 보물이 가득하구나.)

- 희망의 말

  (너의 취미를 꼭 살려. 그러면 성공할 거야.)

- 새사람이 되는 말

  (당신의 모든 죄를 용서해 줄게.)

- 화와 분노를 잠재우는 말

  (미안해, 내가 잘못했어. 다시는 안 할게.)

- 어깨가 으쓱해지는 말

  (참 잘했어요. 계속 그렇게 하는 거야. 누구도 할 수 없는 것을 해냈구나. 정

  말 대단해.)

- 자녀의 앞날을 빛나게 하는 말

  (넌 우리 집 보배야. 정말 자랑스러워. 넌 장군감이야.)

- 나약해질 때 용기를 주는 말

  (지혜와 재능이 대단한 걸. 넌 잘 할 수 있어.)

- 상대의 마음을 업시키는 말

  (아주 멋있는데. 오늘은 당신이 주인공이야!)

- 화해와 화평을 주는 말

  (내 판단이 잘못됐어. 내가 다 잘못했어. 미안해.)
- 잠재의식을 이끌어내는 말

  (네 생각은 어때? 좋은 것 생각해봐. 이번 아이디어 너무 좋아. 네 두뇌 속에

  보물이 가득하구나!)
- 상대방에게 호감 사는 말

  (당신과 함께 있으면 기분 좋고, 기운이 솟아올라.)
- 충고보다 효과적인 공감의 말

  (잘 되지 않을 때도 있지. 쥐구멍에도 볕들 날이 있단다.)
- 인연이 될 수 있는 말

  (넌 역시 달라. 역시 네 생각이 옳았어. 난 너의 말을 100% 믿어. 이제부터

  너의 뜻을 따를 거야.)
- 정신이 쑥쑥 자라게 하는 말

  (우리 아들, 딸 최고야. 그리고 당신도 최고!)
- 마음을 설레게 하는 말

  (시간이 왜 이렇게 안 가는 거야. 빨리 보고 싶어.)
- 지친 마음을 달래주는 말

  (그동안 고생 많았어. 이젠 나에게 기대. 내가 힘이 되어 줄게.)
- 실패하여 절망에 빠졌을 때

  (1,502번 실패 후 백열전구를 만든 에디슨을 봐!)
- 상심이 될 때 위로해 주는 말

  (무엇을 도와줄까? 무엇이든 말해. 내가 도와줄게. 너라면 내 목숨까지도

  줄 수 있어.)

- 열정에 불붙는 말

  (나이는 숫자에 불과해. 점점 젊어지는군.)
- 새로운 인생을 눈뜨게 하는 말

  (당신과 동반자가 되고 싶어. 우리 인생 함께할까?)
- 부적보다 더 힘이 되는 말

  (널 위해 기도할게. 힘내! 파이팅!)

  소통을 더 잘하기 위해서는 상대의 마음을 편안하게 해주어야 한다. 그러기 위해서는 다음과 같은 말은 삼가야 한다.

- 과거 이야기로 속을 뒤집어 놓지 말 것
- 자신을 낮추고 겸손할 것
- 멸시, 천대, 조롱하지 말 것
- 불평, 불만, 분노하지 말 것
- 시기, 질투, 이간질하지 말 것
- 험담, 비방, 비판하지 말 것
- 막말이나 쌍스런 말을 하지 말 것
- 이것저것 하라! 명령하지 말 것
- 상대의 입장에서 대화할 것

  우리가 살아가는 데 아무리 가까운 사이라도, 즉 부모, 형제, 동료, 스승과 제자 사이라도 대화가 단절되면 죽은 것이다. 우리 민족이 남북으로 갈라져 단절된 것이 70년이다. 그동안 말도 많고 탈도 많았던 것처럼 사상이 서로 다르기 때문에 소통이 안 된 것이지만, 오늘이라도 사상이 하나로 통일된다면 단시간에 장벽은 무너질 것이다.


## 의사의 말 한마디가 기적이다

일본의 외과의사 다케나카 후미요시 박사가 어느 유방암 환자를 치료할 때의 일이다.

그녀는 수술을 하고 정기적으로 검진을 받았지만 1년 반이 지나자 암세포가 온몸 뼛속까지 전이되어 회복될 가능성이 전혀 없는 말기 상태인데, 다행히도 통증과 같은 고통스런 증상이 없었다.

다케나카 박사는 환자에게 그처럼 절망적인 상황을 바로 알릴 수가 없어 말할 기회를 찾을 때까지 우선 환자에게 이렇게 말했다.

"이제부터는 치료를 받지 않아도 되니까 집에 가서 푹 쉬시면 됩니다. 만약 통증이 있으면 찾아오세요."

그 후 7년이 지난 어느 날 다케나카 박사는 병원 복도에서 건강한 그녀를 우연히 마주쳤다.

그렇게 살아있다는 사실이 믿기지 않았다.

그동안 어떻게 지냈는지 물었더니 그녀는 이렇게 대답했다.

"선생님께서 집에 돌아가 푹 쉬면 된다고 하셔서 그렇게 했지요. 말씀하신 것처럼 푹 쉬니까 컨디션이 계속 좋아지더군요."

다케나카 박사는 그녀의 방사선(放射線) 촬영 사진을 보면서 어찌된 일인지 확인했다.

암이 온몸에 퍼져 있던 7년 전보다 암세포가 많이 줄어든 상태였다.

암이 온전히 사라진 것도 아닌데, 그녀는 그동안 아무런 병세를 보이지 않고 건강하게 살았던 것이다.

그 환자의 건강을 극적으로 회복시킨 것은 의사의 말 한마디다. "집에서 편히 쉬면된다."고 말씀하신 것을 100% 믿고 긍정적으로 생활한 것이 놀라운 치유의 기적을 낳은 것이다.

## 화(火)냈다고 딸 몸에 뱀의 문신을 하다니

1988년 8월 15일 오매불망 기다리던 곗돈을 타는 날, 룰루랄라.

대충 정리해놓고 11시 30분까지 서울 반포고속터미널 ○○식당 2층에 도착하니 20명의 계원들이 모여서 시끌벅적 재미있는 이야기가 오간다. 오늘 따라 기분이 매우 좋아서 맥주를 몇 잔 먹고서 곗돈 1,500만 원을 챙겨서 약속시간 때문에 집에 먼저 가려고 일어서는데 숙희와 미자가 이야기 좀 하자면서 따라나와서 하는 말이 "남편이 급전 500만 원만 빌려달라고 말하는데……."라고 한다.

그때 버스가 도착하여 엉겁결에 버스에 올라탄 그녀는 자신의 사정을 말하면서 거절하였다. 그랬더니 친구 미자는 얼굴이 붉으락푸르락 하면서 "이것도 못 들어줘?" 하며 애원한다. 그녀는 "더 급한 것 때문에 안 된다."고 딱 잘라 거절하였다. 그러던 중 버스는 사당 사거리에 도착했다.

일행과 같이 내려 헤어지면서 "정말 미안해." 하고선 그녀는 재빨리 택시를 타고 봉천고개 집 앞에 도착하여 택시요금을 주려고 지퍼를 여는데 가방 옆구리가 찢겨져 있었다. 깜짝 놀라 가방을 뒤져보니 작은 지갑과 곗돈 탄 1,500만 원이 함께 없어져 버렸다. 택시 기사님께 양해를 구하고 그녀는 얼른 집에 가서 택시요금을 가져와 택시요금을 지불하고 집에 들어와 생각하니 미치고 환장할 지경이었다. 마음의 안정이 안 되어 구멍가게에 가서 소주 2병을 사서 먹었는데도 술이 취하지 않아 술을 또 사가지고 와서 먹고, 먹고 또 먹은 소주가 5병을 먹고 나서야 잠이 들었다.

그러다 한참 후 퇴근한 남편이 깨워서 일어났다. 이때 남편이 곗돈 탄 것 달라고 하기에 자초지종 이야기를 하니 이야기를 다 듣고 난 남편이 큰 소리로 화를 내면서 소리친다.

"이 등신 같은 년아! 택시타고 빨리 집에 왔으면 될 것을 길거리에서 곗돈이야기로 옥신각신 하니까 소매치기가 달라붙은 것 아니야. 이제 어쩔 것이여!"

"여보! 미안해요. 내가 잘못했어요. 어떻게 하든 해결해 볼 테니까 한 번만 눈감아줘요."

"이것이 눈감아준다고 해결될 일이야. 월세에서 전세로 이사 간다고 준 계약금 200만 원 떼이게 생겼잖아!"

홧김에 둘이서 술이 취하도록 먹고 그날은 그런대로 넘어갔다.

그러나 다음날 이웃집의 돈 독촉에 견딜 수가 없었다. 생각하면 생각할수록 소매치기당한 것이 분하고 억울하고 화가 자꾸 치밀었고, 거기다가 정신마저 안정이 되지 않아 매일 술을 먹던 중 8월 26일 한 통의 전화가 왔다.

"여보세요?"

"당신 지갑과 주민등록증을 우체국으로 보냈으니 그렇게 알아!"

"예. 고맙습니다. 감사합니다."

"카드와 돈 1,500만 원은 내가 필요해서 썼으니까 그리 알아!"

그 말이 끝나자마자 그녀는 욕을 해댔다.

"야! 이 사기꾼새끼야! 이 개새끼야!"

그러자 그도 맞받아쳤다.

"야! 이 미친년아! 알았어."

그러곤 전화를 탁 끊었다.

그 다음날 8월 27일 10살 된 딸이 저녁이 늦었는데도 집에 오지 않아 학교와 친구들에게 물어보니 못 보았다고 한다. 엎친 데 덮친 격이라 왠지 불안하고 불길한 예감이 들어 다음날 경찰서에 가서 미아 신고를 하고, 아이를 찾기 위해 전단지를 만들어 돌리면서 아이를 수소문하였으나 알 길이 없었다.

그러던 중 8월 30일 소매치기한테서 전화가 왔다.

"네 딸이 ○○에 있으니 찾아가라."

"감사합니다. 고맙습니다."

"야, 이년아! 진작 그렇게 할 것이지 왜 쌍욕을 하고 지랄이야, 지랄이. 딸아이나 데리고 가."

이 말에 어느 건물 반 지하에 있다는 이야기를 듣고 달려가서 아이를 발견하였으나 멀리서 보니 심상치 않아 가까이 가보았다. 그랬더니 딸의 벗은 몸에 뱀의 문신이 그려져 있었다. 한 마리는 왼쪽 발에서 시작하여 오른쪽 입술에 뱀 대가리가 그려져 있고, 또 하나는 오른쪽에서 올라와서 왼쪽 입으로 뱀 대가리가 그려져 있는 것을 보고 기절을 했다. 딸이 울면서 흔들어 깨우는 바람에 눈을 떴다. 참 기가 막혀 말이 안 나와 울고 있는 딸을 부둥켜 안고 마냥 울었다. 얼마나 둘이 울었던지 모녀의 눈은 퉁퉁 부어 앞이 잘 보이질 않았다.

앞으로 딸을 어찌해야 할지 앞이 캄캄해서 정말 미칠 지경이었다. 하는 수 없이 아이의 얼굴을 수건으로 뒤집어 씌워서 집에 데려와 골방에 숨겨놓았다. 남편이 퇴근하여 집에 오자 오늘 벌어진 얘기를 했다.

남편이 벌떡 일어나더니 화를 내면서 막 때리기에 실컷 얻어맞고 나서는 '내가 전생(前生)에 무슨 잘못을 했기에 나에게 이런 시련이 닥친 것인가?' 하고 생각해보니 한심했다. 도저히 살아갈 희망마저 없어졌다.

매일 눈만 뜨면 헛것이 보이기도 하고 그날그날 살아가는 것이 지옥 같아 하는 수 없이 남편과 합의이혼하고, 딸아이를 데리고 한적한 깊은 시골 외딴 움막집으로 이사를 하였다.

그렇게 하여 둘이서 살아가는데 마음이 안정이 안 되어 매일 인사불성이 되도록 술을 먹다보니 헛소리에 횡설수설까지 늘어놓다가도 정신이 들면 또 괴로우니까 딸을 보면서 하는 말이 "우리 둘이 약 먹고 죽자."라고 하였다. 그러던 그녀가 갑자기 정신이 나갔는지 혼자 막 떠들어대다가 집을 나간 후로는 행방을 알 수가 없다.

딸은 온몸이 뱀의 문신이라 밖에 나가지 못하고 며칠 살다가 양식이 떨어져서 결국 굶어죽었다.

말 한마디를 실수했다 하더라도 너무 가혹한 행동에 한 가정이 풍비박산(風飛雹散)이 나고 가족이 헤어져서 죽음으로 생을 마감했다니 참 기가 막힐 노릇이 아닌가.

제3장

# 악(惡)한 말이
# 나를 악(惡)하게 만든다

# 악(惡)한 말이 나를 악(惡)하게 만든다

## 악한 사람

문제 : 악한 귀신의 주인은 누구인가?

답 : 마부(魔夫) - 마귀의 아버지

　　마자(魔子) - 마귀의 첫째아들

　　마신(魔神) - 마귀의 둘째아들

　　악한 귀신들의 영은 눈으로 볼 수 없고, 만질 수도 없는 무형체이다.

문제 : 악(모든 죄, 모든 질병)이란 무엇인가?

답 : 악은 본래 없는 것이다(거짓말, 쭉정이, 껍데기, 버리는 것, 바람, 그림자,

　　우상, 생명이 없는 모든 것, 죽은 것 등)

문제 : 마귀(악한 귀신)들의 집은 어디인가?

답 : 사람 속(마음, 정신, 5장6부)에 있다.


**문제 : 마귀는 언제 사람 속에 파고 들어가는가?**

답 : 강한 사고로 충격을 받을 때, 몸이 허약할 때, 이성을 잃었을 때, 아주 무
　　서울 때, 제정신이 없을 때, 악한 귀신들이 순간 임해버린다.


**문제 : 악이 탄생된 후 어떻게 될까?**

답 : 마귀들은 자기 것이 아무것도 없다(남의 모든 것을 제 것처럼 가져간다).

　　1. 자기보다 약해 보일 때 모든 힘을 사용하며 탈취한다.

　　2. 자기보다 강해 보일 때 모든 흉악한 무기를 사용하여 탈취한다.

　　3. 악한 사람들은 착한 사람이 하는 모든 일을 부정적으로 결론 내린다.

　　4. 악인이 좋아하는 것(절도, 사기, 폭언, 폭행, 폭식, 폭주, 마약, 강도, 깡
　　　패, 다툼, 싸움, 시기, 질투, 이간질, 허영, 낭비, 사치, 멸시, 천대, 조롱,
　　　험담, 비방, 비판, 험담, 유언비어, 얼굴성형, 뇌물, 구속, 억압, 살인, 거
　　　짓선동, 데모, 파업, 강간, 폭탄을 이용한 폭파, 언어폭력, 전쟁 등)


**문제 : 악한 귀신은 언제 활동하는가?**

답 : 24시~04시까지 활동하는 시간이다.


**문제 : 악한 귀신이 좋아하는 장소는?**

답 : 어두운 곳, 흐린 날, 번개 치는 날, 비가 올 때, 어두운 골목, 인적이 드문
　　곳, 한적한 곳, 공동묘지, 오물이 있는 곳, 시궁창 그리고 다투고, 싸우고,
　　탐심, 욕정, 부정, 부패, 험담, 거짓말하는 모든 곳에 항상 대기하고 있다.

## 누가 내 속에 악의 씨앗을 심었는가?

시각, 후각, 미각, 청각, 촉각을 느끼며 살아가는 정직한 사람들과 중립(中立)을 지키는 사람들에게는 화(火)와 악이 발생할 수 없으나, 중립을 이탈하게 되면 그때부터 악령이 주관하게 된다. 악령은 중립을 벗어난 사람의 몸속에 돌연변이(突然變異)가 되어 새롭게 탄생된 것이다. 새롭게 탄생된 악한 씨앗을 마음에 뿌려놓은 것이 겨자씨보다도 더 작아서 사람의 눈에는 보이지 않지만 시간이 지나다 보면 엄청나게 커있는 것을 보게 된다.

호랑이 굴에 들어가도 정신만 차리면 살 수 있듯이 이 악령들도 사람들의 마음(心), 정신(情神), 육체(肉體) 속으로 파고들어가려고 하는데 아무 때나 사람 속에 들어갈 수 있는 것이 아니라, 기회를 엿보는 중 사람들이 큰 충격을 받았을 때나 이성을 잃고 정신이 없을 때, 몸이 허약할 때, 며칠을 굶었을 때, 갑자기 무섭게 놀랐을 그때 악령이 육체 속으로 파고들어가 추악한 악의 씨앗을 뿌려놓는 것이다.

이 악령들은 평범하게 일상생활을 하는 사람들에게 고통을 주기 위하여 매사 부정적인 생각을 하게 만들어서 불평불만으로 난잡한 행동을 하게 하고 착한 것과 점점 멀어지게 하여 자기 속에 심어놓은 씨앗이 점점 자라게 한다. 그러면 이 악령들이 사냥꾼이 되어 총과 칼(마약, 수면제, 흥분제, 특수약물 복용, 뇌물, 술, 여자의 성, 많은 돈)로 위협, 덫에 걸리게끔 교묘하게 만들어서 죄를 덮어 씌우고 억울하게 하여 사회에 불신을 더하게 만든다.

이 악령들은 겉으로는 천사의 가면을 쓰고 있고, 속에는 이리와 같은 늑대들처럼 순진(착한 사람)한 양들을 사냥하기 위하여 온갖 맛있는 먹을거리(낚시밥, 술, 담배, 마약, 약물, 수면제, 흥분제, 뇌물, 돈, 여자의 성 등)를 준비하여 짐승들에게 뿌려준다. 그러면 먹이를 턱석 받아 먹은 짐승들은 악령들의 인도자가 지시를 내리면, 지시받은 사람들은 덫에 걸려서 꼼짝 못하듯이 무작정 지시를 따라 왔다. 게다가 이제는 다 큰 어미와 아비가 되어서 그들은 더 악랄한 짓을 꾸미고 있는 것이다.

그렇다면 이들은 어떤 짓을 하는가? '지구에 살고 있는 모든 사람들을 모두 다 악하게 만들자.' 하는 것이 그들의 임무이다.

화(火)는 악령이기 때문에 사람들의 행동 하나하나를 보면 큰 악령이 들린 것인지 작은 악령이 들린 것인지도 알 수 있다.

큰 악령이 들린 자들은 모두 다 같은 마음이다. 그들은 과격하고 자기주장이 강하여 남의 말을 듣지 않으면서 악한 일이나 파괴하는 일에는 적극적으로 동참하여 목숨 걸고 투쟁하며 싸운다. 악령들의 못된 성질은 모든 일에 부정적이며 소극적이고, 비관적으로 행동하여 학연과 지연을 들먹이거나 뇌물로 공약하여 자기 속에 있는 불평불만과 분노 그리고 더럽고 추한 모습으로 전염병처럼 남에게 옮긴다. 그런가 하면 자기와 함께 혈맹(血盟)을 맺어 "창조주가 어디 있느냐, 하나님이 어디 있느냐, 하나님은 없다." 하며 세상의 모든 질서를 파괴하여 무법천지로 만들기도 한다.

> 1 어리석은 자는 그의 마음에 이르기를 하나님이 없다 하는도다 그들은 부패하고 그 행실이 가증하니 선을 행하는 자가 없도다 2 여호와께서 하늘에서 인생을 굽어살피사 지각이 있어 하나님을 찾는 자가 있는가 보려 하신즉 3 다 치우쳐 함께 더러운 자가 되고 선을 행하는 자가 없으니 하나도 없도다
>
> - 시편 14:1~3

세상을 파괴하는 악령들을 이 지구상에서 사라지게 하려면 선한 사람들이 단합하여 정직한 것, 바른 것, 진실한 것, 사실적인 것 등을 토대로 진리의 말씀대로 100% 움직이면 마음속의 악령들이 하나둘씩 사라지게 된다.

## 험담과 악담, 거짓말하는 자는 똥파리와 같다

사람이나 동물, 식물들이 생명을 잃게 되면 부패하여 썩게 된다. 이때부터 썩은 것을 먹고사는 벌레나 똥파리들이 발생한다. 자연환경 속에서 이들의 서식지는 쓰레기장에 고여 있어 썩은 시궁창 물 또는 가축과 사람들의 배설물이나 썩은 시체들이 있는 곳이다. 이와 같이 사람의 피부에 상처가 난다든지 속에 염증이 발생하면 썩게 되는데, 이 썩은 덩어리가 암 덩어리이다. 암 덩어리는 썩은 세포나 쓰레기장에서 살아가는 벌레나 똥파리와 같은 것이다.

사람이 화나고, 짜증나고, 욱하고 성질내는 것은 자기 몸속에 숨어 있는, 즉 자신이 알지 못했던 악령들이다. 이 악령이 활동할 때를 보면, 몸을 괴롭게 하고, 혈액 순환이 안 될 때 자기 자신도 모르게 부정적이고, 소극적으로 비관하게 되고, 그로 인하여 발생한 스트레스가 자기 자신을 악화시키면서 깊은 상처가 되어 고름덩어리로 변하게 된다. 변한 다음에는 모든 삶을 부정하고, 남들이 잘 되는 것을 방해하는 성격으로 바뀌면서 유언비어나 중상모략, 악담, 험담, 비방, 비판 등을 하고, 신경질 내고, 폭언과 폭행, 절도와 사기 그리고 사사건건 시비를 걸고, 거짓선동을 하며, 투쟁, 파업, 억압, 구속, 감금, 약자에 대한 멸시, 천대나 조롱을 한다.

선한 사람들이 이런 악의적인 행동을 하는 사람을 만나게 되면 속에서 천불이

나서 마음의 병이나 정신의 병, 육체의 병들이 발생하여 내 몸(복장이 터져 죽겠어, 속 터져 죽겠어, 마음 아파 죽겠어, 머리 아파 죽겠어 등)속에 약한 모든 장기(臟器)가 돌연변이가 되어서 하나둘씩 깊은 상처를 만들게 된다. 이때 암세포들은 상처 난 썩은 것만 골라먹으니 모든 장기가 썩은 고름덩어리로 바뀌면서 소리 없이 서서히 죽어가는 것이다. 그렇기 때문에 이 더러운 악령이 만들어 놓은 덫에 걸리지 말고 모든 더러운 쓰레기(오물)를 깨끗이 대청소하여 다시는 구더기나 똥파리들이 서식하지 못하도록 깨끗하게 자연환경과 사람의 마음을 부정에서 모든 것을 긍정·적극·낙관적으로 만들어야 한다. 그리고 더 나아가서는 마음과 정신을 일치하여 자연을 사랑하고, 하늘의 뜻, 공평과 공의, 화평과 화목, 양순과 양선, 배려와 봉사, 정직과 진실, 온유, 관용, 말과 행동을 실천하게 되면 몸속에 악령이 견디지 못하고 몸속에서 밖으로 빠져 나갈 것이다. 악령을 더 빨리 빠져 나가게 하려면 자기 입으로 모든 더러운 말을 입 밖에 내지 말고 뒤 항문으로 내보내야 되는 것이다.


## 입에서 저주(詛呪)의 말이 나오면 악마(惡魔)의 새끼다


악한 자(者)는 그 쌓은 악에서 악한 것이 나오고, 선한 자(者)는 그 쌓은 선에서 선한 것을 낸다. 이렇듯 '자기가 씨를 뿌리고 자기가 열매를 거둔다.' 하는 말이 참이고 진리인 것이다.

자기가 남의 흉을 보거나, 비방과 비판을 하거나, 험담을 하는 것은 그 말이 남의 말이 아니고 자기 입 속에서 나왔기 때문에 자기가 더러운 년(女)이고, 더러운 놈(者)이 되는 것이다.

그래서 타인의 말을 할 때 옆에 사람이 있든 멀리 있든, 또는 보이지 않은 사람을 험담할 때 쌍스런 욕을 한다거나 남의 과거를 까발리게 되면 본인의 속은 후련할지 모르겠지만 그 말한 것을 잘 생각해 보면 타인의 말이 아니고 자기 자신의 마음속에 숨어있는 잠재의식(潛在意識) 속에서 나온 말이다. 그렇기 때문에 바로 자기가 자기 자신에게 욕을 하는 것과 같다. 결국 자신이 제일 더러운 사람이 되는 것이다.

그러므로 악한 자들은 생명이 없는 더러운 썩은 쓰레기를 빨아먹고 살아가는 똥파리와 같은 것, 즉 고름(암)을 빨아먹고 살아가는 아주 더러운 독벌레들이다.

17 그가 저주하기를 좋아하더니 그것이 자기에게 임하고 축복하기를 기뻐하지 아니하더니 복이 그를 멀리 떠났으며 18 또 저주하기를 옷 입듯하더니 저주가 물 같이 그의 몸속으로 들어가며 기름 같이 그의 뼛속으로 들어갔나이다

- 시편 109:17~18

- 북한 뉴스 앵커의 말을 들어보면 남한사람들을 보고 "괴뢰도당, 깡패, 유신독재 잔당들의 대가리를 까부신다. 불바다를 만들겠다."고 한다. 그러나 정작 그것은 자기네들이 지옥형벌(地獄刑罰)을 받아 죽는다는 것이다.
- "보수들을 다 죽인다. 괴멸시킨다."고 한 사람은 자신이 비참하게 죽는다는 뜻이다.
- 유언비어로 괴롭힌 자는 자기가 당하고 싶어서 꾸며낸 거짓말에 자기가 당하게 되는 것이다.
- "남의 씨를 말린다."고 말한 사람은 자기 가족의 씨를 말린다는 뜻이다.

- "괴물을 사냥한다." 이 말을 한 사람들은 자기 가족들이 사냥당한다는 뜻이다.
- "단두대(斷頭臺)에서 사형(死刑)시킨다."고 한 말은 자기들이 단두대에서 죽는다는 뜻이다.
- 거짓으로 사기 친 자는 자기가 사기를 당한다는 것이다.
- 눈으로 사람을 괴롭히면 눈이 사시(斜視)가 되거나 장님이 된다.
- 발로 사람을 차서 죽이면 자기도 발에 맞아죽는다.
- 남을 괴롭혀서 죽이면 자기도 괴로움을 당해서 죽는다.
- 칼로 사람을 찔러 죽이면 자기도 칼에 찔려죽는다.
- 총으로 사람을 죽이면 자기도 총 맞아 죽는다.
- 남을 약 먹여서 죽이면 자기도 약 먹고 죽는다.
- 사기도박으로 돈을 따먹었으면 자기도 사기도박당하여 망한다.
- 남의 여자를 간음하면 자기 아내나 딸이 간음당한다.
- 남을 억울한 누명을 씌워 죽였으면 자기도 억울한 누명으로 죽는다.
- 평생 남을 고통으로 괴롭히는 자는 불치병으로 고통받는다.
- "너의 가족을 몰살시킬 거야." 하는 사람은 자기의 가족이 몰살당하고 싶어서 하는 말이다.
- "기름에 튀겨 죽여야 된다."고 하는 사람은 자기가 기름에 튀겨 죽고 싶은 사람이다.
- "벼락 맞아 뒈질 놈이야!"라고 하는 사람은 자기가 벼락 맞아 죽을 사람이다.
- 담배를 많이 피운 사람은 폐암으로 죽는다.
- 마약 중독자는 마약으로 죽는다.
- 술 중독자는 술독에 빠져 죽는다.

- 남을 죽이는 자는 자기가 비참하게 죽고 싶은 자이다.
- "미친놈의 새끼야!" 하는 자는 자기가 미친놈이라는 것이다.
- "야이, 더러운 새끼야!" 하는 자는 자기가 더러운 새끼다.
- "독사(毒蛇)같은 년아!" 하는 자는 자기가 독사라는 것을 나타내는 것이다.

그래서 선인들을 미워하고, 시기하고, 질투하고, 험담하고, 거짓말하고, 억지 부리는 날강도같은 악인들은 윤리도덕(倫理道德)이나 사랑이 없고, 죄지은 사람들을 용서(容恕)할 줄 모르는 사악한 악령(惡靈)들린 자들이다. 이들을 국법으로 엄하게 다스려서 모두 다 마음속의 악을 뽑아내어야 한다. 그래야 새로운 사람으로 재탄생되는 것이다.

> 34 독사의 자식들아 너희는 악하니 어떻게 선한 말을 할 수 있느냐 이는 마음에 가득한 것을 입으로 말함이라 35 선한 사람은 그 쌓은 선에서 선한 것을 내고 악한 사람은 그 쌓은 악에서 악한 것을 내느니라 　- 마태복음 12:34~35

## 술독에 빠진 주정뱅이

술(酒)은 뱀같이 독사(毒蛇)가 되어 나를 물어 뜯어 독(毒)이 퍼져 죽게 하는 저승사자다.
처음에는 사람이 술을 맛있게 마신다.
두 번째는 술이 술~술 잡아 당긴다.
세 번째는 술이 사람을 잡아 먹는다.

항상 술에 절어 있어 참다 못한 아내가 말리려 들다보면 종종 다툼으로 번져 부부간에 입에 담기 힘든 욕설을 퍼붓거나 가재도구를 집어던지기 일쑤다.

이웃집에서도 손가락질이 늘고 자녀교육, 직장생활 등도 갈수록 말이 아니다. 일단 알코올 중독(中毒)에 발목이 잡히면 그 해(害)가 이만저만이 아닌데도 알코올 중독자들은 술에 관한한 아무 문제없다 하며 아무 때나 자신이 조절할 수 있다고 자신하는 것이 탈이다.

심리학(心理學)에서 이런 현상을 부정심리(否定心理)라 부른다.

알코올 중독이란 불치병에 걸리면 한결같이 자신을 속이고 정당화하려 한다. 따라서 이 병은 부정(否定)이란 벽에 가로막혀 스스로 고치기가 어렵다. 어떤 대형사고가 나거나 충격이 생긴 경우, 혹 결정적인 계기가 오지 않으면 중도에 절제하기가 힘든 것이다.

알코올 중독은 내부 잠재의식(潛在意識)의 큰 병이다.

개개인은 말할 것도 없이 가족과 이웃에게 큰 피해를 준다는 것이기 때문에 정부 정책으로 정해 매스컴과 함께 앞장서서 근본 치료를 해주어야 하는 것이다.

- 주정뱅이는 …… 부모, 가족, 이웃도 몰라본다.
- 주정뱅이는 …… 모든 기억능력(記憶能力)이 단절된다.
- 주정뱅이는 …… 아무데서나 방뇨(放尿)한다.
- 주정뱅이는 …… 아무데서나 잠을 잔다.
- 주정뱅이는 …… 무섭거나 두려움을 모른다.
- 주정뱅이는 …… 인간이기를 포기하는 폐인이다.
- 주정뱅이는 …… 스스로 통제할 능력이 없다.

- 주정뱅이는 …… 모든 사람들이 다 싫어한다.
- 주정뱅이는 …… 몸과 마음이 남의 것이다.
- 주정뱅이는 …… 가족을 불행에 빠뜨리는 괴물이다.
- 주정뱅이는 …… 술을 못먹게 하면 미쳐버린다.
- 주정뱅이는 …… 때려도 감각이 없어져 아프지 않다.
- 주정뱅이는 …… 속이 쓰리고 아프면 다시는 술을 안 먹는다고 한 후 술이
  깨면 또 술을 먹는다.

모든 사건사고는 술로 인하여 발생되기 때문에 자기 건강과 가족의 행복을
위하여 적당히 마셔야 한다.

## 성인군자(聖人君子)라도 이럴 땐 화가 날 것이다

- 억울한 누명으로 관직에서 물러났을 때 화가 난다.
- 귀중한 가보를 도적맞았을 때 화가 난다.
- 외국인에게 터무니없이 바가지 씌었을 때 화가 난다.
- 우리 가족을 험담, 비방할 때 화가 난다.
- 다 이긴 경기를 오판으로 졌을 때 화가 난다.
- 약자가 강간당했을 때 화가 난다.
- 믿는 자에게 배신당했을 때 화가 난다.
- 전 재산을 사기당했을 때 화가 난다.
- 트집 잡고 방해할 때 화가 난다.
- 쓰레기를 무단투기할 때 화가 난다.

- 112나 119에 거짓신고할 때 화가 난다.

- 억울한 누명 씌울 때 화가 난다.

- 약자들을 괴롭힐 때 화가 난다.

- 불량식품을 만드는 사람을 볼 때 화가 난다.

- 가짜 물건을 생산하는 것을 볼 때 화가 난다.

- 음주운전사를 볼 때 화가 난다.

- 보복운전하는 것을 볼 때 화가 난다.

- 구타당하는 것을 볼 때 화가 난다.

- 태극기를 거부할 때 화가 난다.

- 애국가를 안 부를 때 화가 난다.

- 북한 동조자를 볼 때 화가 난다.

- 이혼하자고 할 때 화가 난다.

- 역사를 왜곡하는 자를 볼 때 화가 난다.

- 사기 치는 것을 볼 때 화가 난다.

- 가짜 기름 판매상을 볼 때 화가 난다.

- 계속 거짓말을 할 때 화가 난다.

- 국가 재물을 도적질하는 것을 볼 때 화가 난다.

- 편파 보도하는 것을 볼 때 화가 난다.

- 유전무죄 판결하는 것을 볼 때 화가 난다.

- 거짓, 선동, 투쟁하는 것을 볼 때 화가 난다.

- 어리석은 '종북'들을 볼 때 화가 난다.

- 계속 폭력배에게 협박당하는 것을 볼 때 화가 난다.

- 1년 농사를 도적맞았을 때 화가 난다.

- 장물아비를 보면 화가 난다.
- 불효한 자를 볼 때 화가 난다.
- 불친절한 사람을 볼 때 화가 난다.
- 악한 행동을 하는 것을 볼 때 화가 난다.

화나게 만드는 모든 것들을 자기 스스로 잘 다스려야 한다. 그러려면 악이란 것을 생각도 하지 말고, 행동도 하지 말고, 말을 할 때 절대 내뱉지도 말아야 한다.


## 내 입에서 나온 모든 것은 내 것이다

음식을 만들 때 깨끗하게 씻어서 만든 음식을 사람들이 먹게 되면 입으로 들어가서 배로 내려가 소화, 흡수하여 온 몸 구석구석에 영양을 공급하고 남은 찌꺼기들은 항문을 통하여 뒤 밖으로 빠져나가 버리기 때문에 사람을 더럽게 하지 못한다.

하지만 반대로 깨끗이 씻어 만든 음식을 먹을 때 과음, 과식하게 되면 소화 장애가 발생하여 미처 뒤로 배설되지 못하고 입으로 구토(역류)하게 되는데, 구토한 것을 보면 깨끗한 음식을 먹었는데도 불구하고 입으로 나온 것은 너무 더럽다. 어디 이를 상상이나 해 보았겠는가. 오히려 고여 있는 썩은 시궁창이나 오물보다도 더 더러운 것이다.

하물며 깨끗하게 씻어서 만든 음식물도 구토하면 더러운데 우리들의 잘못된 생각들을 입으로 내뱉으면 얼마나 지저분하고 더러운 것인지 당신은 생각해 보았는가?

입에서 나오는 것들은 마음과 정신에서 나오는 것인데 이것이야말로 사람을 더럽게 만드는 것이다. 그렇다면 마음과 정신에서 나온 것들 중 화내고, 짜증내고, 욕하고, 사기치고, 미워하고, 이간질시키고, 남을 모함하고, 거짓말하고, 훔치고, 괴롭히고, 조롱하고, 멸시하고, 억압하고, 구타하고, 폭언하고, 스트레스 주고, 상처 입히고, 무고한 자를 죽이고, 악한 일에 동참하는 등 온갖 더러운 것들을 입 밖으로 나오게 하는 것들은 악한 자들 속에 들어있는 악령(惡靈)들의 꾀임에 빠져 있기 때문이다.

이런 자들은 입만 벌리면 죽은 말, 사망의 말, 더러운 말들을 하는데, 더러운 말을 많이 들은 사람은 마음에 큰 상처가 되어 5장6부에 염증을 일으켜 불치병을 만들고, 이로 인하여 죽게 되기 때문에 더러운 것이다.

※ 마음이 아프면 병든다. 병들면 죽는다. 죽으면 썩는다. 썩으면 벌레나 똥파리의 서식지가 되니 더럽다고 표현하는 것이다.


## 뇌물은 지구상 최고의 독약이다

1960~70년대 군, 면, 리 단위로 동네 이웃과 더불어 농사짓고 살던 시절 명절 때만 되면 떡이며, 음식이며, 술이며, 과일들을 선물로 주기도 하고 받기도 하며 오순도순 행복하게 살았다. 이러한 농촌 모습이 새삼 그리워지는 것은 그때 그 시절에는 남녀노소 모두가 윤리도덕을 중요시하여 웃어른들을 공경하며 형제간에 우애 있고 이웃에겐 늘 반갑고, 고맙고, 감사한 마음을 가지고 생활하

는 사람들이 있었기 때문이다. 예나 지금이나 착한 마음으로 바르게 살아가는 사람들은 누구에게도 피해를 주지 않고 살아간다. 그러나 그 반대로 나쁜 사람들은 자기의 목적 당성을 위해 모든 수단과 방법을 가리지 않고 권력의 뇌물, 힘의 뇌물, 지식의 뇌물, 재물의 뇌물, 보약의 뇌물, 장신구 등의 뇌물, 금은보석 등의 뇌물, 성(처녀)의 뇌물로 유혹하거나 극단적인 방법으로 살인이나 폭력, 마약, 납치, 독약, 독초, 비밀녹음 등으로 있지도 않은 것을 있는 것처럼 조작하여 선량한 사람에게 누명을 씌워 악의 씨를 뿌린다. 그러나 순진한 사람들은 평소에 잘 알고 지낸 사람의 부탁이라 별 생각 없이 작은 선물을 덥석 받아 사용한 것이 나중에 올무가 될 줄이야 그 누가 상상이나 해보았겠는가?

또한 정말 가까운 부모, 형제, 친한 친구의 선후배, 사회에서 연관된 아주 친한 친구의 선물이나 많은 뇌물을 주면서 사건을 해결해 달라고 부탁하면 어떻게 할 것인가? 이미 뇌물은 받았으니 안 하자니 야속타 생각할 것이고, 하면 큰 죄인이 되어 지위고하를 막론하고 대망신을 당한 후 인생은 끝나고 만다.

하나님께서 하신 말씀이 뇌물을 받게 되면 머리가 멍청하게 되어 모든 재판을 굽게 한다 하셨고 또 아무 죄도 없는 자를 죽이려고 뇌물을 준 자와 받은 자는 저주를 받는다고 말씀하신 것을 우리는 명심해야 한다. 예를 들어 돈 많은 재산가가 피치 못할 환경에 의하여 살인을 했다고 하자. 이때 현직 판사와 그와 소속된 직원들이게 100억이라는 현금을 주면서 살인죄를 면케 해 달라고 부탁을 한다면 개중에는 거절하는 사람도 있겠지만, 대부분 돈에 굶주린 판·검사라면 다른 사람에게 살인 누명을 씌워 억울한 감옥살이를 시키고, 살인자는 무죄 판결로 석방시켜주기도 한다. 그런 후 판사는 사직서를 제출하고 법복을 벗어버리면 되지만, 잘못된 범죄자와 돈 받은 판사로 인하여 억울하게 옥살이를 하는 정직한 사람들을 누가 보상해 준단 말인가? 그리고 아무리 깨끗한 공직자라도 가까운 이웃이나 친구, 부모 등의 뇌물로 청탁을 한다면 거절할 수 없어 뇌물이 불법인 줄 알면서 그들의 청탁을 들어주기도 한다.

- 뇌물은 …… 거짓을 만드는 도구이다.
- 뇌물은 …… 악한 귀신을 키우는 밥이다.
- 뇌물은 …… 친구, 애인도 팔아먹는다.
- 뇌물은 …… 만사형통시키는 괴물이다.
- 뇌물은 …… 배고픈 자에게 구세주와 같다.
- 뇌물은 …… 국경도 자유로이 넘나들 수 있다.
- 뇌물은 …… 온 세상 사람들을 죄인으로 만든다.
- 뇌물은 …… 만물을 파괴시키는 주범이다.
- 뇌물은 …… 방위(防衛)산업 비리의 산물이다.
- 뇌물은 …… 검사, 판사를 허수아비로 만든다.
- 뇌물은 …… 사람의 눈을 장님으로 만든다.
- 뇌물은 …… 지위고하를 막론하고 사람을 매장시킨다.
- 뇌물은 …… 모든 사람들의 인격(人格)을 격하시킨다.
- 뇌물은 …… 덫, 올가미, 함정, 낚시, 캄캄한 밤, 가면이다.
- 뇌물은 …… 밀거래, 밀수, 불법제조를 눈감아 준다.
- 뇌물은 …… 진실을 죽이는 살인 도구이다.
- 뇌물은 …… 불량식품의 산물이다.
- 뇌물은 …… 환경 파괴의 주범이다.
- 뇌물은 …… 밀수품도 통과시켜준다
- 뇌물은 …… 살인자도 무죄 석방시켜준다.

- 뇌물은 …… 조직폭력배도 감추어준다.

- 뇌물은 …… 편파 보도의 산물이다,

- 뇌물은 …… 거짓 보도 기사의 온상이다.

- 뇌물은 …… 유전무죄의 산실이다.

- 뇌물은 …… 범죄의 온상이다.

- 뇌물은 …… 불량 제조자 양성소이다.

- 뇌물은 …… 없는 죄를 만들어서 진실을 죽이는 도구이다.

- 뇌물은 …… 보이스피싱의 양성소이다.

- 뇌물은 …… 성상납으로 모든 남성들이 패가망신당한다.

- 뇌물은 …… 고위 공직자를 모두 다 파괴시킨다.

- 뇌물은 …… 국가정보와 기업정보를 훔쳐서 넘긴다.

- 뇌물은 …… 세계를 멸망시킬 수 있는 위력이 있다.

- 뇌물은 …… 세상을 쓰레기장으로 만든다.

- 뇌물은 …… 인격을 말살시키는 최고의 살인무기이다.

- 뇌물은 …… 무엇이든지 잘 통하게 하는 소통의 무기이다.

- 뇌물은 …… 청부 살인도구이다.

- 뇌물은 …… 첩보작전의 일등공신이다.

- 뇌물은 …… 고속승진을 시켜준다.

- 뇌물은 …… 유괴의 일등공신이다.

- 뇌물은 …… 짜고 치는 고스톱이다.

- 뇌물은 …… 죽은 사람도 살린다.

- 뇌물은 …… 거짓 증인도 만든다.

- 뇌물은 …… 불법행위에 다 통한다.

- 뇌물은 …… 몸도 마음도 다 준다.
- 뇌물은 …… 암거래의 일등공신이다.
- 뇌물은 …… 불량식품 제조의 산물이다.
- 뇌물은 …… 얼굴 없는 악마이다.
- 뇌물은 …… 모든 사람을 범죄자로 만드는 괴물이다.

세상을 온통 범죄자로 만드는 뇌물. 이 뇌물을 주는 자와 받는 자들을 처음부터 극형(極刑)으로 다스리는 법률을 제정하여 실행하면 모든 부정을 해소할 수 있다. 예를 들어 건설 부실공사 비리나 각종 납품 비리, 불량식품 제조 및 거래 비리, 부동산 거래 비리, 공직자들에게 전해지는 범죄자들의 상납 비리, 진급 비리 등 모든 비리의 근원을 차단하면 세상 모든 사람들의 정신은 맑고, 밝고, 투명하게 변하게 된다. 이처럼 새로운 세상을 서로가 스스로 만들어서 온 사회와 온 가족이 함께 살아가는 행복한 생활을 하면 이것이 바로 극락(極樂)이요, 낙원(樂園)이요, 지상천국(地上天國)인 것이다.


## 기운 빠지는 말은 이제 그만!

비교의 말 …… 네 친구는 잘하는데 너는 왜 이 모양이니?
멸시의 말 …… 너 같은 인간은 태어나지 말았어야 해.
악담의 말 …… 네가 잘 되면 내 손에 장을 지지겠다.
원한의 말 …… 죽어서 저승까지 따라가서 괴롭힐 거야.
저주의 말 …… 너 같은 인간은 무당굿을 해도 안 돼.

비웃는 말 …… 사람 구실도 못하는 주제에 뭘 안다고.

교만한 말 …… 하는 것마다 잘난 체해.

공포의 말 …… 너의 가족을 몰살시킬 거야.

시궁창의 말 …… 너는 말할 때마다 막말과 욕설이야.

정신없는 말 …… 이랬다저랬다, 했다 안 했다 중심이 없어.

사기꾼의 말 …… 거짓말로 시작해서 거짓말로 끝나.

상처 주는 말 …… 말끝마다 태클 걸고 가로막아.

신화적인 말 …… 망령되고 허탄한 거짓말만 해.

방해하는 말 …… 하는 일마다 가로막고 괴롭힐 거야.

가시 돋친 말 …… 소름끼치도록 무서운 악담

똥파리의 말 …… 말끝마다 과거 허물을 들춰내는 사람


죽은 말, 생명이 없는 더러운 말을 하는 자들은 사람의 탈을 쓰고 지옥에서 파견된 악령들이다. 이 악령들을 퇴치하려면 더러운 말을 할 때마다 경찰서 112로 신고하여 법으로 강한 처벌을 하면 된다.


## 마음에 상처 준 자는 강자이고, 상처 받는 자는 약자이다

신혼부부가 첫 출생한 갓난아기를 잘 키우기 위해 금이야, 옥이야 하면서 키우는데 얼마나 아름답고, 예쁘고, 귀여운지 눈에 넣어도 아깝지 않다. 내 새끼인데 젖 땔 무렵부터 똥오줌 가리게 될 때까지 부모님으로부터 깊은 사랑을 받으면서 성장하게 된다.

그로부터 3~7세 사이에는 부모님이 자녀들의 요구를 다 들어주면서 유아기 때 교육을 잘 시켰으나, 물질로 인하여 느닷없이 성질을 내기도 하고 소리를 버럭 지르기도 하면서 부모의 말을 거역하는 것이 점점 심해진다. 그러면 부모님은 더 엄한 체벌을 내리게 되는데 이때 아이의 마음속에 원망과 분함이 쌓이면서 반항을 하게 되고, 반항할 때 부모들도 화가 나서 더 강하고 무섭게 꾸중하여 깊은 상처를 주고 나서는 '내가 왜 이렇게 과격한 행동을 했을까? 내 성질에 못 이겨서, 성격이 급해서, 갑자기 참을 수가 없어서.' 하면서 스스로 반성한다.

　그러므로 자녀교육에 있어서 다시는 상처 주는 어리석은 마음을 내려놔야 하고, 진심어린 사랑하는 마음으로 교육을 잘 시켜서 사회생활에 잘 적응할 수 있도록 해야 한다.

- 부모님은 상처를 주고 …… 자녀는 상처를 받는다.
- 시어머니는 상처를 주고 …… 며느리는 상처를 받는다.
- 남편은 상처를 주고 …… 아내는 상처를 받는다.
- 형은 상처를 주고 …… 동생은 상처를 받는다.
- 선배는 상처를 주고 …… 후배는 상처를 받는다.
- 사범은 상처를 주고 …… 관원은 상처를 받는다.
- 부자는 상처를 주고 …… 가난한 자는 상처를 받는다.
- 강자는 상처를 주고 …… 약자는 상처를 받는다.
- 두목은 상처를 주고 …… 부하는 상처를 받는다.
- 양반은 상처를 주고 …… 머슴은 상처를 받는다.
- 업주는 상처를 주고 …… 종업원은 상처를 받는다.
- 사기 친 자는 상처를 주고 …… 사기당한 자는 상처를 받는다.

- 선생님은 상처를 주고 …… 학생들은 상처를 받는다.
- 기술 전수자는 상처를 주고 …… 기술 이수자는 상처를 받는다.
- 상사는 상처를 주고 …… 아랫사람은 상처를 받는다.
- 강한 나라는 상처를 주고 …… 약한 나라는 상처를 받는다.

## 상처를 치료하려면 '생명의 말'만 하라

천하의 범사에 기한이 있고 모든 목적이 이룰 때가 있나니 날 때가 있고 죽을 때가 있으며, 심을 때가 있고 심은 것을 뽑을 때가 있으며, 죽일 때가 있고 치료시킬 때가 있으며, 실패할 때가 있고 성공할 때가 있듯이 사람이 살아가는 데 있어서 목표를 정해놓고 그 목표를 향해 달려갈 때 온갖 장애물이 도사리고 있는 것들을 헤치고 이겨내야만 성공이란 깃발을 꽂을 수가 있는 것이다.

선(善)하고 약한 사람들이 강한 자(권력자, 부한 자, 힘이 강한 자 등)들로부터 받은 상처들을 어떻게 하여야 치료가 될 것인가. 상처받은 사람들은 상처 준 사람에 대하여 억울하여 분노와 분함과 복수심에 정신이 불타오르고, 내 육체는 점점 더 쇠약해져 간다. 그 이유는 마음과 정신, 육체의 병을 함께 얻기 때문이다. 이를 완벽하게 100% 치유하려면 100% 인내하여야 한다.

첫째, 나에게 상처 준 모든 사람들의 잘못을 용서해주어야 한다.

둘째, 말을 하려거든 생명이 있는, 살아있는 말만 해야 한다.

셋째, 나는 상처(스트레스, 화(火))를 만들지도 말고, 주지도 말고, 받지도 말아야 한다.

넷째, 바른 교육을 받아 꼭 성공을 해야 한다.

이 네 가지를 지키게 되면 몸과 마음에 있는 더럽고 추악한 악령이 모두 다 빠져 나간다. 그런 후에야 심신이 안정되어 행복한 삶의 빛이 영원히 비치는 것이다.

## 악인(惡人)들의 말과 행동은 불치병의 근원(根源)이다

### 형이하학 : 육체적으로 보이는 세계에서 나타나는 증상

위궤양, 위염, 위암, 소화불량, 위 복통, 위산과다, 만성소화불량, 구내염, 해수, 천식, 기관지염, 폐병, 각혈, 호흡기질환, 갑상선암, 임파선염, 갑상선 비대, 구강염, 치통, 풍치, 잇몸질환, 충치, 안구건조증, 시력 저하, 백내장, 녹내장, 눈 충혈, 야뇨증, 난시, 원시, 근시, 노안, 피부병, 아토피, 기미, 주근깨, 검버섯, 피부암, 피부반점, 피부질환, 여드름, 알레르기비염, 축농증, 무좀, 습진, 가려움증, 검은 피부, 피부 가려움, 뇌졸중, 중풍, 파킨슨병, 치매, 몽정, 뇌종양, 반신불수, 사지마비, 빈혈, 수전증, 불면증, 정신병, 치질, 치루, 설사, 변비, 이질, 대변하혈, 생리통, 냉 대하, 자궁암, 자궁근종, 소변 불통, 신장염, 신장결석, 요로결석, 조루증, 양기 부족, 방광염, 만성신장염, 요도염, 전립선염, 유방암, 부종, 성욕 저하, 발육 부진, 직장암, 결장암, 심장병, 심근경색, 심장판막증, 심장발작, 골다공증, 근 무력증, 가슴통증, 류마티스관절염, 디스크, 허리통증, 어깨통증, 골절, 관절통, 골연화증, 간암, 간염, 간경화, 간질병, 비만, 동맥경화, 고혈압, 저혈압, 당뇨, 관상동맥, 콜레스테롤, 부정맥, 성인병 등으로 나타난다.

## 형이상학 : 마음과 정신적인 세계에서 나타나는 증상

불안, 초조, 근심, 걱정, 고민, 우울, 분노, 신경과민, 좌절감, 성급함, 무관심, 권태감, 피로, 불만, 죄책감, 절망감, 적개심, 노이로제, 침착하지 못함, 두려움, 왔다 갔다 안절부절, 마구 먹는 것, 손톱 물어뜯기, 발 떨기, 술 마시기, 흡연하기, 갑자기 울기, 물건 집어던지기, 괜한 짜증내기, 때리기, 궁시렁거리기, 껌 짝짝 씹기, 괜한 트집 잡기, 방해하기, 몸 떨기, 공포에 떨기, 얼굴색 변화, 입술 물어뜯기, 쉽게 화냄, 충격적인 행동, 변덕스런 행동, 이빨 갈기, 자살충동, 말더듬기, 머리 만지기, 코 만지기, 공복감, 구역질, 미움, 긴장과 같은 증상이 나타난다.


우리는 평범하게 남들처럼 잘 살아왔는데 왜 하필이면 이런 불치병이 나에게 닥쳐왔을까? 남들처럼 봉사하고, 배려하고, 좋은 일을 많이 했는데 왜 나는 불치의 병이 걸렸을까? 분석해 보면 알 수 있다.

가면을 쓰고 봉사와 배려한 것이기 때문에 불치병들이 온 것이다. 아니 땐 굴뚝에 연기 날까? 이는 남을 괴롭게 하였다거나, 화나 스트레스, 상처를 많이 받았다거나, 근심과 걱정, 고민을 많이 했다거나, 바른 운동을 하지 않았다거나, 음식물을 폭식해서, 술을 과음해서, 담배를 많이 피워서, 약을 많이 먹어서, 모든 생각이 부정적이라서, 남들에게 시기와 질투, 이간질을 해서 등으로 인하여 불치병이 만들어진 것이다.

모든 질병은 타인의 잘못이 아닌 나의 잘못된 생활 습관에서 만들어진 것이니까 고치는 것 또한 내가 고쳐야 한다.

따라서 하나하나 잘못된 것들을 바르게 하여 생활하는 습관을 길러야 되는 것이다. 그러기 위해서는 먼저 기상 후 다음과 같이 하면 좋다.

(1) 호흡은 하나, 둘, 셋, 넷 숫자를 세면서 마신다. 내쉴 때에도 하나, 둘, 셋, 넷 하면서 내쉰다. 이것은 호흡의 길이가 수명과 연결되기 때문에 호흡을 길게 하여 온몸 구석구석 산소공급을 충분히 해주야 되는 것이다.

(2) 호흡은 1번과 같이 하면서 스트레칭(기지개)으로 온몸을 혈액 순환이 잘 되게 풀어 준다.

(3) 모든 마음과 정신은 '하면 된다, 할 수 있다.' 하며 매사 일에 긍정적으로 생활화하여 습관을 변화시킨다.

(4) 하늘의 질서를 바로 잡아야 되기 때문에 그동안 잘못된 모든 것들을 하나 하나 찾아서 질서를 바르게 하도록 해야 한다.

예를 들어 모든 불치병을 사전에 예방하려면 맑은 공기를 마실 것, 맑은 물을 먹을 것, 많이 걷는 운동을 할 것, 자연식(自然食)을 할 것, 육식을 줄이고 채식을 많이 할 것, 담배를 금할 것, 폭주를 금할 것, 과식하지 말 것, 화내지 말 것, 스트레스를 만들지 말 것, 모든 일을 할 때 긍정적(肯定的)인 사고와 적극적이고 낙관적으로 행동하면 된다. 그러면 모든 질병들이 침범하지 못할 것이다.


## 거짓말, 험담, 비방하는 자를 100% 살리는 방법

지구상에서 거짓 선동이나 비방, 비판, 유언비어, 중상모략, 험담, 시기, 질투, 이간질로 남을 누명 씌워 억울하게 하는 자들이 없어지면 마귀나 악마, 악귀, 악령들도 함께 없어진다.

그러기 위해서는 육하원칙(누가, 언제, 어디서, 무엇을, 어떻게, 왜)에 입각해서 말을 해야 일어난 모든 상황들을 정확히 밝힐 수 있다. 남을 험담이나 비방, 비판, 시기, 질투, 이간질할 때 보면 아무 근거도 없이 추측만으로 판단하여 '이럴 것이다, 저럴 것이다.' 하며 때론 중상모략, 유언비어, 거짓말들을 퍼뜨려서 상대방을 죄지은 사람이라고 확정지어서 말한다. 그들을 엄하게 다스려야 한다.

험담하는 사람들의 잘못을 얼렁뚱땅 넘어가거나 다음부터는 안 한다고 해서 가볍게 넘어가게 되면 다음에 또 거짓말이나 험담을 계속하게 된다.

이러한 거짓말과 험담, 유언비어, 중상모략들로 인하여 온 나라가 쓰레기장이 되어 자연은 물론 사람이 더러워지기 때문에 이런 문제를 사전에 근절하기 위해서는 각 나라 국가에서 강력한 법을 만들어서 그 법을 지키게 해야 한다. 그러면 세상은 밝고, 맑고, 깨끗해져 사람의 마음과 정신, 육체의 모든 질병까지도 하나둘씩 없어지면서 우리 몸은 건강한 몸으로 생활할 수 있게 되는 것이다. 예를 들어 남들이 나에게 거짓 선동하거나 모함, 험담, 비방하면 스마트폰으로 재빨리 녹음을 하거나 또는 동영상으로 촬영하여 확실한 증거자료를 만들어놓고, 그 즉시 험담한 사람을 경찰서에 무고죄나 사기혐의로 고발하라. 그러면 험담한 사람은 이건 내 말이 아니고 누구, 누구한테 들었다고 할 것이다. 이야기를 전해 들었다고 해도 일단 험담한 사람을 고발하라. 그러면 고발당한 사람은 억울하니까 자기도 자기에게 험담했던 사람을 고발한다.

이렇게 추적하고 추적하여 고발하게 되면 진짜 험담한 사람을 찾아내게 된다. 이때 모든 진위를 밝혀서 법적으로 엄하게 벌을 주게 되면 험담이나 비방, 유언비어를 퍼뜨리는 사람들이 지구상에서 하나둘씩 사라지게 될 것이다.

그러면 이때부터 좋은 말, 살아있는 생명의 말들로 세상 사람들을 뒤덮어 불행을 끝내고 이 세상은 영원히 행복한 삶을 누리게 되는데, 이것이 극락(極樂)이고 지상천국(地上天國)이다.

## 악이 나쁜 줄 알면서도 악을 행하는 자는 악령 들린 자

마귀, 악마, 악신, 악령 등의 나쁜 귀신이란?

악신들은 세상에 살면서 온갖 나쁜 짓이나 더러운 짓을 하는 자들을 선택하여 악한 행동을 한다. 악령(惡靈)들은 돌발 사고가 날 때 번개 치듯 갑자기 아주 짧은 순간에 온갖 더러운 악령의 씨앗(악한 영혼, 불치병의 영혼, 거짓말하는 영혼, 중상모략하는 영혼, 험담하는 영혼, 강도의 영혼, 살인자의 영혼, 도적질하는 영혼, 폭력배의 영혼, 복수하는 영혼, 사기 치는 영혼, 태클 거는 영혼, 싸움질하는 영혼, 질투하는 영혼, 상처 주는 영혼, 괴롭히는 영혼, 스트레스 주는 영혼, 강간하는 영혼, 매국노의 영혼, 화내는 영혼, 주정뱅이 영혼, 거짓 보도하는 영혼, 유괴한 자의 영혼, 누명 씌우는 영혼, 각종 악한 귀신 등)을 마음속에 심어 놓는다.

마음속에 심어 놓은 씨앗이 거짓말하면 거짓말 할 때마다 마음속에서 거짓말이 점점 더 크게 자란다. 소매치기는 소매치기할 때마다 소매치기의 달인이 되듯 처음에는 조그마한 바늘 도둑이었지만 나중에는 황소도둑이 되는 것이다. 황소도둑이 되면 도둑의 악령이 그 사람 속에 임하여서 24시간 동안 도적질하는 데만 신경을 쓴다.

콩 심은 데 콩 나고, 팥 심은 데 팥 나는 것처럼 사과나무에 배가 달릴 수 없고, 배나무에 대추가 달릴 수 없듯이 악인은 선인을 낳을 수 없고, 선인도 악인을 낳을 수 없는 것이 진리이다. 진리란 불변하다는 것, 즉 변하지 아니한다는 것이다. 그래서 살인자는 살인자를 만들고, 폭력배는 폭력배를 만들고, 거짓말하는 자는 거짓말 하는 자를 만드는 것이다. 한 번 배신한 자는 다음에 또 배신하게 되고, 한 번 사기 친 자는 다음에 또 사기 치게 되고, 한 번 강간한 자는 다음에 또 강간하게 된다.

경찰서에서 범죄 기록부를 살펴보면 절도전과 17범, 폭력전과 20범, 사기전과 13범, 화성 연쇄 살인범 등 대부분 같은 종류의 죄를 짓는 것이다. 시대의 살인마 김○두 노인 유아 17명 살해, 정○규 부녀자 13명 살해, 강○순 8명 살해, 유○철 20명 살해 등 살인자가 계속해서 살인만 하게 되는 것은 살인자의 영혼이 그 사람 속에 임했기 때문에 악랄한 방법으로 무자비하게 살인을 하는 것이다.

마음속의 악한 영혼, 즉 악령을 뽑아내지 않으면 절대로 악한 사람이 착한 사람이 될 수 없다. 그리고 악령 들린 자들이 하는 모든 말은 100% 거짓말이다.

## 형체도 없는 성질, '화(火)'라는 놈은 왜 악마인가?

아기가 태어나 젖 먹을 때부터 잘 살펴보면 환경과 가족의 보살핌에 따라 순하다거나, 까다롭다거나, 과격하다거나 한다. 이런 형상들을 악령이니 선령이니 하는 것은 상상도 못했던 것인데, 점점 성장하면서 아주 작은 사소한 일들에도 진로를 방해받거나 스트레스를 조금 강하게 받게 되면 숨어있던 악령으로 인하여 울화가 자연스럽게 발생한다. 이처럼 울화가 갑자기 가슴위로 치밀어 올라와서 몸과 마음과 두뇌를 마비시키는데 이런 마비가 자주 일어나거나 장기화되면 고질적인 화병이 발병되어 만성질환으로 바뀌게 된다. 만성질환으로 바뀌게 되면 이때부터 큰 상처를 입게 되어 몸져누워 일어나지 못하는 경우도 있고 또한 억울한 누명을 쓰게 되면 원수를 갚고 싶으나 힘이 부족하여 인내하지 못하고 자살하는 경우도 생긴다.

**사람이 성질내거나 화를 내면 이렇게 변한다.**

한 번 화내면 …… 세포를 파괴시키고 내 몸을 잿더미로 만든다.

한 번 화내면 …… 제어할 신호가 없기 때문에 더욱 무서운 것이다.

한 번 화내면 …… 손발을 저리게 하고 온 몸을 아프게 한다.

한 번 화내면 …… 인체 5장6부를 독살시키는 악마인 것이다.

한 번 화내면 …… 자기 자신이 파괴되는 줄도 모르는 바보이다.

한 번 화내면 …… 가슴을 펴고 살지 못하고 항상 웅크린다.

한 번 화내면 …… 눈에 뵈는 게 없다.

한 번 화내면 …… 성질이 사나운 짐승으로 변한다.

한 번 화내면 …… 자신을 갉아먹는 독충을 번식시킨다.

한 번 화내면 …… 막무가내로 사고를 친다.

한 번 화내면 …… 겁쟁이이자 패배자이다.

한 번 화내면 …… 기쁨이란 건 찾아볼 수 없고 무섭다.

한 번 화내면 …… 행복을 훔쳐가는 도적놈이다.

한 번 화내면 …… 심장이 터져 죽을 것 같다.

한 번 화내면 …… 홧김에 서방질한다.


당신의 깨끗한 입에서 성질, 화를 입 밖으로 냄으로 인하여 쓰레기, 시궁창, 오물과 같이 더러운 입으로 바꾸어진다. 그럼에도 불구하고 당신은 고약한 성질을 고치지 않고 계속해서 화내고 신경질내어서 세상 모두를 파괴시키는 악마로 살아갈 것인가, 아니면 마음속의 악을 뽑아내어 정의롭고 착한 사람으로 행복하게 살아갈 것인가? 선택은 자유다.

# 인류의 평화를 위하여 사형제도를 폐지해야 한다

　인류의 평화와 행복을 원한다면 각 나라에서 사형제도를 완전히 폐지해야 한다. 그 이유는 사람의 영과 혼과 육이 하나로 갖추어져 있을 때 완전한 사람이 되는 것이지만 사람 속에 있는 영혼이 사람 몸에서 이탈되면(빠져나가면) 육체는 그 즉시 시체가 되어 썩어서 한줌의 흙으로 돌아가고, 육체에서 빠져나간 영혼은 또 다시 자기 성품에 맞는 사람을 찾아서 그 사람의 육체 속에 임하여 함께 살아가기 때문이다. 예를 들어 살인을 한 사람이 죽으면 그 살인한 영혼이 떠돌다가 살인할 수 있는 사람을 찾아서 그 사람이 악한 행동을 할 때 영혼이 그 사람 속에 들어가 더 악한 살인자가 되고 또 다시 살인을 하게 된다. 이때 살인을 했다 하여 또 사형을 시키면 그 사형수는 인간의 수명이 단축되었기 때문에 더 악한 살인귀신이 되어 더 악랄한 방법으로 살인을 연속적으로 저지르게 된다.

　또 다른 유형을 살펴보면 폭력범이나 강도범, 절도범, 사기범, 성폭력범 등 다양한 것들이 있는데 어떤 종류의 범죄라 할지라도 거짓으로 일어나는 것은 하나도 없다. '아니 땐 굴뚝에 연기가 나랴.' 하거나 콩 심은 데 콩 나고 팥 심은 데 팥 나듯이 뿌리지도 않았는데 농작물 수확을 거두어들일 수는 없는 것과 마찬가지로 사람이 드문 한적한 곳에서 갑자기 아름다운 처녀가 나타나서 길을 묻는 순간, 욕정을 강하게 느끼면서 음흉한 생각이 들 때 이미 성폭행하다 죽은 귀신이 눈에는 보이지 않지만 음흉한 생각을 한 그 사람 속에 쏙 파고들어가 그 여성을 강제로 강간을 하게 된다. 이때부터 강간한 사람은 틈만 나면 강간할 대상을 찾아다니다가 대상을 만나면 시간이나 장소를 가리지 않고 아무런 죄의식 없이 쉽게 강간을 하는 것이다. 그 이유는 강간하는 귀신이 강간당할 사람 속에 들어가서 모든 것을 귀신이 조종하기 때문에 강간당하는 사람은 저항할 힘없이 강간을 쉽게 당하고 만다. 강간범이 한두 번 감옥에 들락날락 하는 데에 쾌감을 느끼기도 하는데 일반사람들은 대부분 감옥에 갔다 오면 '이제는 강간을 하지 않겠지.' 하고 용서를 해 주지만 그것은 큰 오산이다. 강간범은 그 육체가 죽어서 땅속에 들어갈 때까지 강간하는 것이 그 사람의 일이다.

사형제도나 무기징역제도는 죄질이 너무 나빠서 도저히 용서가 되지 않을 때 사형을 시키는 것인데, 이것은 사후세계를 잘 모르기 때문에 사형만 시키면 끝나는 줄 알고 악랄하게 죄 지은 사람을 사형시킨다. 그러나 정말 국가와 민족의 평화를 사랑한다면 단 한 사람이라도 사형을 시키지 말고, 악질적인 죄인들(남녀노소)의 지위고하를 막론하고 모두 검거하여 무기징역형으로 감옥에 가두어두고 특수 정신교육을 통해 생활습관이 변화된 사람만 출소시키는 제도를 만들어야 한다. 그러면 지구촌은 지상낙원으로 변할 것이다.

제4장

# 행복을 파괴하는
# 갈등을 없애라

# 행복을 파괴하는 갈등을 없애라

## 갈등(葛藤)은 왜 생기는 것일까?

태어나서 성장하는 과정에 울고불고 할 때 그것이 무슨 뜻인지 모르고 내 뜻대로 하였으나, 어느 순간부터인가 대·소변을 못 가린다고 엉덩이에 매타작이 시작될 때부터 작은 갈등의 씨앗이 탄생하여 매타작 할 때마다 갈등의 골이 점점 깊어만 가는 것이다. 그러나 성장하면서 두뇌가 점점 발달하여 부모님의 뜻을 맞추거나 이해하다보니 점차 갈등의 골이 줄어지면서 가족 간 서로 이해하는 것을 배우고 성장하는 동안 부모의 성격, 형제간의 성격을 이해하면서 갈등이 점점 없어지는 것을 느낄 수 있다. 그러나 각 개인들의 고집대로 하게 되면 서로의 갈등이 또 만들어지는 일이 자주 발생하기도 한다.

왜 이런 현상이 나타날까?

내 자신의 깊은 내면을 보면 아무것도 보이지 않고 또 볼 수도 없는데 악한 사람을 만났을 땐 악한 생각이 나서 악한 말이 튀어나오고 또 좋은 사람을 만나면 선한 생각이 튀어나와 기분 좋음을 느끼는 것이다.

그러나 이와 같이 선만 나오든지, 악만 나오든지 하면 될 터인데 선이 나왔다가 갑자기 악이 나올 때에는 마음의 갈등이 생겨서 난처할 때가 종종 일어나게 된다. 이런 현상은 내 마음속에서 선과 악이 함께 공존하고 있기 때문 선과 악의 생각이 서로 다를 때 갈등이 나타난 것이다. 그래서 이번엔 선과 악을 한마음 한뜻으로 일치시켰더니 순식간에 갈등이 사라진다. 그렇다면 서로가 뜻을 같이 하는 마음에 맞는 사람을 만나서 모든 것을 진솔하게 의논하여 뜻을 같이 하여 생활하게 되면 모든 갈등이 사라지고 매사 일이 만사형통이 되는 것이다.


## 우리 결혼합시다

양가의 남녀 모두가 겉으로 보기에는 매우 훌륭한 선남(善男), 선녀(善女)처럼 보인다.

겉으로 보아 그 사람 마음속을 알 수 없기 때문에 어떻게 하면 알 수 있을까 하여 잘 아는 사람을 선택하여 부탁을 한다. 이때 중매자는 양측의 혼인을 성사시키기 위하여 서로가 자라 온 환경과 배경 등 모든 것을 자세히 듣고 난 뒤 자신의 이익을 취하기 위하여 온갖 수단과 방법을 가리지 않고 혼인을 성사시키는 데 그 목적을 둔다.

그러기 위해서 중매자는 자신의 잣대에 맞춰 심사를 실시한다. 남녀의 겉모양이 잘 생겼으면 무조건 통과, 재산이 풍족하면 통과, 학벌이 높으면 통과, 외모가 완만하면 통과시킨 후 두 남녀를 서로 만나게 해 준다. 그리하여 약속한 날에 남녀가 첫 대면을 한다. 이때 서로가 예의바른 좋은 모습으로 단점은 서로 감추고 장점만을 보여준다.

이때부터 서로의 마음을 더 많이 알고자 몇 차례 오고 가고 하여 어느 정도 믿음이 생기면 성질 급한 남자 왈, "나와 결혼해 주시면 평생 손에 물 한 방울 안 묻히고, 고생도 안 시키고, 평생 공주(公主)님처럼 당신만 사랑하고, 우리들의 행복을 위해 당신을 지켜주는 영원한 수호신(守護神)이 되어 드리겠습니다. 우리 빨리 결혼합시다." 하고 승낙을 받는다.

그 후 양가(兩家) 부모는 서둘러서 약혼식(約婚式)을 치르고, 이어서 많은 하객(賀客)들을 초청하여 성대하게 결혼식(結婚式)을 거행한다.


## 혼인서약 및 성혼선언문

주례는 "신랑, 신부 서약이 있겠습니다. 두 분께서는 엄숙하고 경건한 마음으로 분명히 대답을 하세요. 먼저 신랑에게 묻겠습니다. 신랑 김갑돌 군은 신부 김갑순 양을 아내로 맞이하여 항상 존중하고 사랑하며 남편으로서 도리를 다하여 백년해로 할 것을 굳게 맹세합니까?"라고 묻는다.

신랑은 "예!" 하고 똑똑히 대답한다.

그러면 주례는 "신랑은 맹세한다는 대답을 하였습니다. 그러면 이제 신부에게 묻겠습니다. 신부 김갑순 양은 신랑 김갑돌 군을 남편으로 섬기고, 존중하며, 사랑하고, 아내로서의 도리를 다할 것을 맹세합니까?"라고 묻는다.

그러면 신부도 "예!" 하고 대답을 한다.

주례는 다음과 같이 말하고 끝을 맺는다.

"이제 신랑, 신부는 부모님과 여러 친지 앞에서 부부가 되어 일생을 함께 살

것을 굳게 맹세하였습니다. 이에 주례는 두 사람의 혼인이 원만하게 이루어진 것을 엄숙히 선언합니다.”

주례 봉황새 인

## 결혼 후 갈등의 골이 더 깊어진다

신혼 초부터 결혼생활에 문제가 발생되는데, 이는 왜 그럴까? 그 이유는 남녀가 서로 다르기 때문이다. 자라온 환경도 다르고, 성격도 다르고, 체질(體質)도 다르고, 취미와 식성도 다르고, 모든 이상이 다르기 때문인데, 이는 결혼 전 앞으로 살아갈 일들에 대하여 충분한 대화(對話)가 없어서 하는 일마다 부딪히는 일이 많기 때문이기도 하다.

혼인 전에는 늘 수호신(守護神)이 되어 보호를 자처했던 그가 2년이 지나면서부터는 뻔뻔스런 행동을 밥 먹듯이 해대고, 소리는 빽빽 지르기도 한다. 거기다가 이것 해라, 저것 해라 명령만 내리고 손에 물도 안 묻히겠다는 말을 철썩 같이 믿었는데, 그 믿음은 간 곳이 없이 고생만 바가지로 시키면서도 미안한 기색은 전혀 보이질 않는다.

또한 배가 고프면 “어이, 밥 줘!” 불같은 성격이라 얼른 찌개를 한 냄비 끓여 한상 차려주면 찌개 국물을 얼굴에 묻혀가며 정신없이 퍼먹고 있는 남편. 중간 중간 꺼억 꺼억 트림까지 장단을 맞춘다.

거기다가 밥 두 공기를 뚝딱 비우고서 부른 배를 탁탁 두드리며 일어서는가 싶더니만 그 순간 배에 힘을 주니 가득한 가스가 폭발하듯 빵 터진다. 고약한 냄새가 온 방 안에 가득하니 아내가 질린 모습으로 "으아악!" 하며 비명을 지른다.

"당신, 정말 그렇게 예의 없이 굴 거예요?"

우리 아녀자들은 남들 앞에서 얌전한 척, 겸손한 척, 생리적인 욕구 표현을 삼가는 것이 예의인 줄 알기 때문에 밖으로 나들이할 때에도 걷거나, 뛰거나, 앉거나, 또 코를 한 번 푸는 것조차도 조심하고 있는데, 남편들은 툭하면 "끄르륵. 캭!" 하며 가래침을 탁 뱉을 땐 정말 비위가 상해서 어제 먹었던 주스까지도 올라오는 걸 느낀다.

이런 남편과 부부관계로 두 아이를 낳아 키우는데 '이젠 두 아이의 아빠니까 많이 절제할 거야.'라고 생각했지만 남편의 성격은 불같아서 조금 심하게 다투거나 싸우게 되면 결혼 전에 있었던 불미스런 사생활까지 온통 들쑤셔서 온갖 폭언과 독설로 온 집안을 난장판으로 만든다.

또 성질이 가라앉지 않을 때에는 닥치는 대로 때리고, 부수고, 사람을 너무 심하게 괴롭힌다. 왜 이런 현상이 자주 일어나는 것일까? 이는 악령이 폭력적이면서 난폭하여 남 잘되는 것을 두고 못 보는, 즉 시기와 질투의 화신이 몸에 들어와 나쁜 습관을 들였기 때문이다.

이런 못된 습관이 장기화될 때에는 마음의 고통이 견딜 수 없는 지경에까지 이르게 되어 하는 수 없이 부모님께 결혼생활 중 일어났던 모든 사항들을 낱낱이 말씀드려도, 친정 부모님께선 이혼만은 안 된다고 완강히 거절한다. 하는 수 없이 다시 기회를 보아 시부모님께 조목조목 말씀을 드려도 시부모님은 이야기를 다 듣고서 아들을 두둔하고 오히려 며느리가 살림을 잘 못해서 그런 일이 일어났으니 앞으로 더 잘 해보라고 오히려 훈계만 늘어놓는다.

이를 어쩔 것인가?

두 아이 때문에 하는 수 없이 다시 살기 위해선 내가 더 잘해 주면 남편의 마음이 바뀌겠지 생각하고 또 잘해 주니까 남편은 한 술 더 떠서 오히려 바보등 신 취급까지 하니 속에서 천불이 난다. 남편이란 작자는 여자에, 술에, 외박에, 거기다가 도박으로 돈을 몽땅 잃어버리고 맡겨놓은 것처럼 돈 달라고 생떼를 쓴다. 돈이 없다고 하면 또 폭언과 폭행으로 집안 살림살이를 아수라장으로 만든다.

이를 당한 장본인은 심장이 터져 죽을 것 같은 마음에, 아기보다도 엄마로서 더 이상 참을 수가 없어서 이혼밖에는 다른 대안이 없다는 생각을 한다. 그래서 하는 수 없이 법원에 이혼소송을 하였더니 남편은 노발대발 성난 사자처럼 폭행에 감금까지 저지른다. 이것이 사람이 할 짓인가 하여 결국 부부는 이혼을 하게 된다.


## 이혼(離婚)은 정신을 미치게 만든다

이혼처럼 미치게 만드는 건 아마 이 세상에 없을 것이다.

유명한 저명인사나 연예인들이 이혼을 하면 이혼이 아름답다 하기도 하고, 멋 있다고 하는 기자들도 있는데, 이것은 기자들이 과대포장으로 꾸며놓은 것이 지 이혼 그 자체는 이미 실패한 것이다. 그 이유는 혼인할 때 주례사를 통해 하 객들 앞에서 엄숙히 선서하여 100년 해로의 약속에 대한 아내로서, 엄마로서, 남편으로서, 아버지로서 최선을 다하겠다는 답을 얻어 하객들에게 공표(公表) 한 것이데, 마음이 안 맞는다는 이유로 이혼한다면 이는 거짓말에, 사기꾼에, 배신행위라는 오명까지 감수해야 한다.

그래도 못살겠다고 이혼한다면 이혼 뒤에는 사람 마음에 앓던 이가 빠진 것처럼 후련하고 시원하여 참 잘되었다고 말한다. 그러나 속마음은 온갖 더럽고 지저분한 험담과 욕설, 재산분배문제, 아이문제 등으로 다툼과 싸움으로 엄청 난 정신적인 고통을 당한다. 이런 걸 숨겨놓고서 하는 말이 뭐 아름답다고? 멋 있다고?

왜 그랬을까? 사회적인 지위 때문에 명예에 손상을 입을까봐 임시방편(臨時 方便)으로 덮어 놓았지만, 이젠 옛날과 달리 인터넷의 발달로 얼마 가지 못하여 쌍방이 저질렀던 모든 행동(行動) 하나하나가 만인에게 들통 나기 때문에 이혼 은 아름다운 것이 아니라 정말 괴롭고 슬픈 것이다.

아마 이혼할 줄 알았다면 처음부터 결혼(結婚)을 하지 않았을 것이다.


## 재혼(再婚)하면 자녀들의 성씨는?

한 번 결혼의 뼈아픈 실패를 거울삼아 이젠 완전한 재혼을 하기 위하여 철저 한 계획을 세워 진행할 것이다.

우선 늘씬한 몸매와 큰 키, 얼굴은 예쁘장하여 겉으로 보기에는 호감(好感)이 가는 모습이라 재혼은 쉽게 성취할 수 있겠지만, 큰 문제는 아이의 성이다. 이 아이의 성은 누굴 따라야 하는 것인지? 성이란 씨앗과 같은 것인데 박 씨가 김 씨로 바뀐다. 또 김 씨가 이 씨로 바뀐다. 이건 하늘이 두 쪽이 나도 안 되는 것 이다. 왜냐하면 감나무에 밤이 달리거나 배나무에 수박이 달릴 수 없듯이 씨만 큼은 바꿀 수 없다. 성은 뿌리이고, 혈통은 부(父)계와 모(母)계 단 둘뿐이다. 혈통(血統)은 아무리 부정을 해도 내 안에 있는 것이다.

자신의 뿌리를 부정하고 엉뚱한 사람의 성을 빌려서 인생을 살아간다면 어떤 의미가 있을까? 뿌리를 모르고 살아가야 하는 해외 입양 아이들이 성장한 후 누가 시키지 않아도 부모를 찾겠다며 한국으로 돌아온 이유는 무엇일까?

결국 뿌리라는 것이 우리가 나아갈 방향을 제시하는 근원(根源)이며, 결국엔 우리가 들어가야 할 곳이기 때문이다.

그러나 재혼이 한 번도 아니고 2~3번 이상이라면 어머니야 깨소금 맛일지 모르지만 성이 달라서 겪어야 하는 그 아이의 장래에 일어날 고통은, 또 족보(族譜)는, 또 새로 태어난 아기가 성장하여 조상을 찾으면 그때는 어찌할 것인가?

## 하늘이 맺어준 천생연분이란?

어릴 적부터 잘 알고 지내온 사이라면 서로의 마음을 잘 알아 결혼하면 별 문제 없이 행복하게 잘 살 수 있겠지만, 그렇지 않고 서로가 모르는 사이라면 결혼에 관하여 심사숙고하여야 한다. 왜 그런가 하면 서로 간에 각각 자라온 환경이 다르고, 성별도 다르고, 체질도 다르고, 성격도 다르고, 식성도 다르고, 학벌도 다르고, 취미도 다르고, 미래설계도 다르고, 모든 것이 다 다르기 때문이다. 중매로 만났든 연애로 만났든 간에 서로 겉사람(外形的)과 속사람(內的)까지도 속 깊은 대화를 통해서만 진정으로 행복한 결혼생활을 할 수 있는 것이다.

우리에겐 하늘이 있고, 조상님이 있고, 이웃이 있듯이 만인에게 한 점의 부끄러움과 의혹도 없어야 평생 행복한 가정을 이룰 수 있다. 그렇기 때문에 혼인하기 전에 서로의 과거와 현재에 있어서 궁금한 모든 것들을 서로가 충분한 대화를 하여 서로의 마음과 정신과 육체를 확실하게 확인하여야 한다. 그런 후에

두 사람이 혼인하겠다는 것을 최종적으로 양가 부모님께 허락을 받은 후 혼인의 절차를 밟아 양가의 친척들과 이웃 어른을 모시고 성대하게 혼인식을 치르는 것이다. 이게 바로 하늘이 정해준 천생연분인 것이다.

## 부부 행복 십계명

1. 우리는 하늘이 맺어준 천생연분(선남선녀)이예요.
2. 나는 당신의 모든 소원을 성취하도록 100% 힘이 되겠습니다.
3. 당신과 결혼한 것이 내 생애 최고의 행운이자 축복이에요.
4. 늘 미소와 칭찬과 웃음으로 기(氣)를 살려준 당신 정말 최고예요.
5. 좋은 남편(아내)이 될 수 있도록 늘 보살펴 주어서 고마워요.
6. 아들, 딸 건강하게 잘 키워준 공은 모두 당신 힘이에요.
7. 나는 당신만 생각하면 힘이 불끈불끈 샘솟는다오.
8. 내가 웃고 살아갈 수 있는 것은 모두 다 당신 덕분이에요.
9. 시부모(장인, 장모)님께 잘해 주신 당신, 고맙고 감사해요.
10. 당신은 나의 영원한 친구이자 애인이며, 멘토이자 스승님이에요.

　신혼부부는 서로(남녀)가 다른 환경에서 각자 살아왔기 때문에 처음부터 마음에 맞는 것이 하나도 없다. 반쪽끼리 만나서 부부가 되었기 때문에 자기 옹고집으로 리드하게 되면 다툼과 싸움이 연속되므로 각자 마음을 낮추고 좋은 생각했던 것들을 이야기하고 서로 100% 이해하면서 마음을 맞추어 가다보면 자녀가 태어나면서부터 부모의 마음으로 성숙해진다.

# 갈등(葛藤)을 없애는 방법

서로 간에 자라온 생활환경이 다르고, 성격도 다르고, 식성도 다르고, 취미도 다르고, 학벌도 다르고, 체질도 다르고, 모든 것이 다르기 때문에 서로 깊은 대화를 하지 않으면 갈등이 아주 쉽게 하나둘씩 쌓이게 되면서 모든 일들이 차단되게 되어 있다. 이렇게 차단된 갈등을 해소하려면 상대방과 조용한 대화로 하나하나 풀어 나가야 한다. 그러기 위해서는 나를 최대한 낮추고, 상대를 칭찬으로 높여주며, 상대의 소원을 100% 성취하도록 도와주면 갈등이 하나둘씩 사라지게 된다.

- 상대에게 사랑을 베풀면 갈등이 사라진다. ·········· 115페이지 참고
- 상대에게 칭찬해 주면 갈등이 사라진다. ·········· 125페이지 참고
- 상대에게 감사해 주면 갈등이 사라진다. ·········· 151페이지 참고
- 상대에게 친절하면 갈등이 사라진다.
- 상대에게 웃음을 주면 갈등이 사라진다. ·········· 161페이지 참고
- 상대에게 잘못된 것을 조건 없이 용서해 주면 갈등이 사라진다.
- 상대에게 부정적인 마음을 긍정적인 마음으로 대하면 갈등이 사라진다.
- 상대에게 소극적인 마음을 적극적인 마음으로 대하면 갈등이 사라진다.
- 상대에게 비관적인 마음을 낙관적인 마음으로 대하면 갈등이 사라진다.
- 상대의 원하는 소원을 성취시켜주면 갈등이 사라진다.
- 상대에게 교만한 마을을 겸손한 마음으로 대하면 갈등이 사라진다.
- 상대에게 친부모 대하듯 사랑하면 갈등이 사라진다.
- 상대에게 참스승님 대하듯 사랑하면 갈등이 사라진다.

- 상대에게 친한 친구 대하듯 사랑하면 갈등이 사라진다.
- 상대에게 생명의 은인 대하듯 사랑하면 갈등이 사라진다.
- 상대에게 결혼상대자 대하듯 사랑하면 갈등이 사라진다.


괴물 같은 갈등은 마귀, 악한 귀신이 만들어 내는 것이기에 이에 현혹되지 말아야 한다. 예를 들어 아주 작은 쥐구멍이 방죽을 무너뜨리고, 작은 불씨가 온 산을 태우듯이 작지만 갈등이 시작된다는 생각이 들면 크게 되기 전에 갈등을 죽여야 된다.


- 갈등은 …… 공주 같은 예쁜 얼굴도 짐승으로 변한다.
- 갈등은 …… 행복을 송두리째 훔쳐 가는 도둑놈이 된다.
- 갈등은 …… 불치병을 탄생시켜 독충으로 변화된다.
- 갈등은 …… 정신 나간 멍청이가 하는 짓이다.
- 갈등은 …… 악령이 모여들게 하는 신호등이 된다.
- 갈등은 …… 깨끗한 육체에 벌레가 서식하는 집으로 만든다.
- 갈등은 …… 혈관을 터지게 하는 살인무기이다.
- 갈등은 …… 거짓말을 만드는 제조기로 변한다.
- 갈등은 …… 맑은 정신을 미치광이로 만들어 버린다.
- 갈등은 …… 10년 쌓았던 공든 탑이 와르르 무너진다.
- 갈등은 …… 사랑하는 모든 사람과 이별하게 된다.
- 갈등은 …… 청산가리 10잔을 마시는 것보다 더 무서운 것이다.
- 갈등은 …… 지옥 가는 최첨단 길라잡이이다.
- 갈등은 …… 시기, 질투, 이간질의 원흉이다.

- 갈등은 …… 사람을 불행하게 만드는 폭군이다.
- 갈등은 …… 좋은 사람과 원수를 만드는 나침판이다.
- 갈등은 …… 육체를 죽이는 지옥의 사자이다.
- 갈등은 …… 가정파괴범의 주인공이다.
- 갈등은 …… 오장육부를 갉아 먹는 독충이다.
- 갈등은 …… 악마, 마귀, 귀신의 새끼이다.
- 갈등은 …… 험담, 비방, 유언비어 제조기이다.
- 갈등은 …… 전쟁을 일으키는 씨앗이다.
- 갈등은 …… 모든 사람들의 신뢰를 떨어뜨리는 괴물이다.
- 갈등은 …… 거짓을 꾸미는 거짓말 제조기이다.
- 갈등은 …… 사랑하는 사람과 이혼하는 기계이다.

만물을 다스리는 천복을 하나님이 주셨는데 우리는 "고맙습니다, 감사합니다."라는 말은 못할지언정 형제끼리, 이웃끼리, 동료끼리, 동족끼리 다투고, 싸우고, 죽이고, 빼앗고, 자기만 부자가 되고 남들은 가난하게 만들면 되겠는가?

좋은 세상에서 살아가는 우리는 각자의 개인 욕심을 버리고, 병들고 가난하여 고통 받는 사람을 서로 도우며 함께 더불어 살아가는 '가족 행복 찾기 회원'이 되면 좋겠다.

# 제5장

## 마음속에 숨어있는 악(惡)을 뽑아라

제5장

# 마음속에 숨어있는 악(惡)을 뽑아라

## CCTV나 카메라 설치를 방해하는 사람들

CCTV 설치를 방해하는 사람들은 죄지은 범법자나 불법을 모의하는 자, 불법시술을 하는 자, 불법을 주동하는 자. 불법폭력단, 도둑, 강도, 사기꾼, 살인자, 간음하는 자, 성질 고약한 자, 뇌물을 준 자, 기업 기밀을 훔치는 자, 가정을 파괴하는 자, 나라를 파괴하는 자, 인신을 매매하는 자, 유괴와 납치를 하는 자, 각종 불법단체, 거짓말하는 성직자(신부, 스님, 목사, 철학자, 선생, 지도자 등), 방화하는 자, 폭언하는 자, 폭행하는 자, 투쟁하는 자, 거짓 선동하는 자, 모든 비밀을 감추기 위한 각종 불법 단체들이다. 이들은 자기들의 지은 죄가 드러날까봐 CCTV 설치를 적극적으로 반대한다.

세계 각국은 편안하고 좋은 나라를 만들기 위하여 의무적으로 CCTV를 전국 곳곳에 설치하고 있다. 그래서 양심 있는 국민들이 많아지고, 마음 편하게 더 좋은 삶을 누릴 수 있도록 유도한다.

# 모두의 행복을 위하여 CCTV를 설치하라

CCTV를 설치하는 목적은 귀중한 생명을 지키기 위함이다. 비양심적으로 살아가는 절도범, 사기범, 흉악범, 폭력범, 강도범, 살인범, 마약사범, 성추행범, 가정파괴범, 강간범, 유괴범, 납치범, 정보기밀 누설범 등 모든 범법자들이 양심을 가지고 살아갈 수 있도록 하기 위한 것이다. 특히 CCTV 설치는 사건사고가 난 후 확실한 증거로 신속하고 정확하게 검거할 수 있으며, 이에 따라 인력과 시간, 경제적인 손실을 최소화할 수 있어서 매우 좋은 것이라 생각된다. 또한 무엇보다도 모든 사람들이 일상생활에서 근심과 걱정 없이 평안과 안정된 삶을 살 수 있게 하는 것이라 확신한다.

CCTV 설치의 실효성은 먼저 어린이집에 자녀를 잠시 맡기더라도 자녀들이 자유롭게 잘 놀 수 있다면 부모가 일선 직장에서 편안한 마음으로 보다 능률적으로 일을 할 수 있다. 또 초·중·고·대학교 내에서의 모든 사건사고, 즉 불미스런 분쟁이나 다툼, '왕따'당하는 일, 싸움 등이 없어지고, 공부를 열심히 가르치는 선생님과 수업을 잘 받는 학생들이 점차 늘어날 것이다. 그리고 간음사건이 많이 일어나는 여관을 비롯하여 모텔, 호텔 또는 한적한 곳, 외딴곳, 어두운 곳으로 강제로 끌려가서 성폭행을 당했어도 하소연할 수가 없겠지만, CCTV가 설치되어 있다면 증거가 확실하기 때문에 법적 대응을 잘 할 수 있다.

따라서 양심을 찾기 위해서라도 CCTV는 반드시 설치되어야 한다. 특히 사람이 많이 모이는 곳은 어디든지 설치되어야 한다. 병원이나 요양원, 고아원, 양로원, 각 교회, 사찰, 초·중·고·대학교, 각 연수원, 집회장, 기업체, 각 단체의 크고 작은 곳을 막론하고 사람이 있는 곳이라면 어디든 해당된다. 그래서 모든 사람들이 마음 놓고 일하는 모습을 서로가 볼 수 있어야 누가 몸이 불편한지,

누가 시기나 질투, 이간질을 하는지 또는 험담과 비방을 하여 불평, 불만으로 사내(社內)를 어지럽게 하는지도 알 수 있다. 이때 잘된 것은 누구나 알 수 있도록 반영하여 지혜로 삼고, 잘못된 것은 세부적으로 분석하여 고쳐나가야 한다.

하지만 CCTV 설치는 나쁜 쪽으로 악용되지 않도록 반드시 밝고, 맑고, 투명하게 설치하여야 할 것이다.


## 마음속의 악령(惡靈)을 뽑아내라

사람의 마음속에 선과 악 두 영(靈)이 함께 자리하고 있는데 환경에 따라 어떤 이는 착하게, 어떤 이는 악하게, 그렇지 않으면 선과 악이 뒤섞여서 살아간다. 그러다 보면 너 죽고 나 죽자 하는 식이 된다. 한 우물물에서 단물과 쓴물이 나올 수가 없고 감나무에 사과나 배가 달릴 수 없듯이 사람의 마음속에서도 진실과 거짓이 공존할 수가 없는 것이다.

그렇기 때문에 두 가지 중 한 가지를 뽑아내는 데 있어 선을 뽑을 것인가, 악을 뽑을 것인가 하는 것은 그 사람이 어떻게 마음(心)을 먹느냐에 따라 달려있다. 이때 지배를 받는 두 영 중에 더 강한 영의 지배를 받게 된다.

하나님 — 선 — 알곡 — 진실 — 생명 — 착함과 의로움과 진실
마귀 — 악 — 쭉정이 — 거짓 — 사망 — 거짓과 위선과 배신

## 마음속의 악을 뽑아내는 첫 번째 방법

사람 몸속에 있던 구더기가 입만 벌리면 똥파리가 되어 나오니까 이제부터 더러운 말, 죽은 말들을 입으로 하지 말고 뒤(항문)로 내보내자.

몸속에 우글우글한 구더기들을 담고 있는 사람들은 입만 벌리면 똥파리가 되어 썩은 시체만 찾아서 뜯어먹고 살아가는 더러운 인간들이다. 이들의 마음속에 악이 가득 차 있어서 악이 입을 통하여 밖으로 나타날 때 불같이 화를 내고, 짜증내고, 신경질내고, 험담과 비방, 비판, 유언비어, 중상모략을 한다. 그리고 시기와 질투, 이간질, 교만, 폭력, 강도, 강탈(强奪), 거짓 선동, 누명(陋名), 멸시, 천대, 조롱(嘲弄), 저주(咀呪), 투쟁, 파계(破契), 분쟁(忿爭), 불만, 배신, 유혹, 욕망, 자만, 잔인(殘忍), 욕심, 분노, 살인, 독종(毒種), 비리, 우상(偶像), 비겁(卑怯), 불신, 고민, 전쟁, 혁명, 구속, 허영(虛榮), 폭언, 폭파, 억압을 한다. 이런 사람들이 상스런 욕을 할 때를 보면 "이 개새끼야, 육실 할 놈의 새끼야, 뒈질 놈의 새끼야, 망할 놈의 새끼야, 미친놈의 새끼야, 문둥이 새끼야, 죽일 놈의 새끼야, 염병할 놈의 새끼야, 거머리 같은 새끼야, 도적놈의 새끼야, 사기꾼 놈의 새끼야!"라고 한다. 이들은 지옥에서 온 소름끼치는 마귀이자 악마, 악령들인데 선량한 사람 속에 몰래 파고들어가 정신을 혼미하게 하여 부정적인 사고와 소극적인 행동, 비관적인 움직임을 보이게 한다. 그리하여 암이나 종기(고름덩어리) 등의 불치병을 만들어서 고통스럽게 살다가 때가 되면 지옥으로 데리고 간다.

이들이 말과 행동으로 하는 것을 보면 "나는 더러운 시궁창에서 나온 창녀(娼女)다, 창남(娼男)이다. 그리고 썩은 것을 빨아먹고 살아가는 똥파리다."라고 한다. 이는 삼척동자도 다 알고 있는 내용이다. 그러나 짐승만도 못한 괴물 같은 사람인 줄은 잘 알지만 똥이 무서워서 피하는 것이 아니라 더러워서 피하게 된다는 것을 인지하고, 이제는 확실한 증거를 준비해서 피하지 말고 경찰서에 신고하여 잘못된 것을 법으로 해결하면 된다. 또 자신 속에 악령이 숨어 있다면 어떤 위급한 경우라 할지라도 입으로는 더러운 말, 죽이는 말, 저주의 말들을 하지 말고 꼭 항문(肛門)으로 내보내야 한다. 그러면 몸속의 더러운 악령들이 하나둘씩 빠져나간다.

악령이 빠져나갔다가도 그 사람이 다시 성질을 부리거나, 화를 내거나, 신경질을 내거나, 짜증을 내면 나갔던 악령이 또다시 그 사람 속으로 파고들어온다. 그렇기 때문에 화가 나거나 울화가 치밀고 욕이 하고 싶어도 끝까지 참고 인내하여 어떠한 위기가 닥치더라도 절대로 입으로 말하면 안 된다. 반드시 항문으로 방귀를 뀌어서라도 밖으로 내보내야만 모든 악을 뿌리째 뽑아낼 수 있는 것이다.


## 마음속의 악을 뽑아내는 두 번째 방법

마음속에 잠재되어 있던 온갖 더러운 생각들, 즉 험담과 비방, 비판, 시기, 질투, 이간질, 교만, 유언비어, 중상모략, 멸시, 천대, 조롱, 누명 씌우기, 유머, 납치, 감금, 폭력, 강간, 도적, 살인, 강도, 우상숭배, 투쟁, 분쟁, 파계, 뇌물, 욕심, 잔인, 저주, 막말, 쌍욕, 모든 상처 주는 말, 스트레스 주는 말, 화내거나 짜증내는 행동 등을 입을 통해 배설한다면 당신은 이렇게 태도를 취하라.

첫째, 욕을 하면 욕을 듣지도 말고, 받지도 말고, 주지도 말고, 만들지도 말라.

둘째, 스트레스를 받지도 말고, 주지도 말고, 만들지도 말라.

셋째, 화(火)를 내지도 말고, 받지도 말고, 만들지도 말라.

넷째, 상처를 받지도 말고, 주지도 말고, 만들지도 말라.

다섯째, 악(惡)한 모든 행동들을 만들지도 말고, 주지도 말고, 받지도 말라.

지금 이 시간부터 절대 주지도 말고, 받지도 말고, 먹지도 말고, 만들지도 말고 한쪽 귀로 듣고, 한쪽 귀로 흘려버려야 한다. 다만, 다 듣고 나서 고개만 끄덕여서 화답(和答)하면서 끝까지 인내하면 성공한 것이다. 그 이유는 끝까지 인내하고 있으면 욕을 한 사람에게 본인이 했던 욕이 다시 자기 입 속으로 쏙 들어가기 때문이다.

이러한 더러운 욕들이 악령(惡靈)들의 소행인 줄 사람들은 잘 알지 못한다. 다만, 자기 성질이 더럽고 사나워서 그러는 줄 생각한다. 하지만 사실은 선(善)과 악(惡)이 함께 공존하다 보니 어떤 때에는 양심의 가책을 느낄 때가 있고, 또 가책을 느끼지 못할 때도 있는 것이다. 왜냐하면 무의식중 나도 모르는 사이에 남을 무시하고, 천대하고, 막말을 하고 나서는 '내가 왜 이런 말을 했지?' 하면서 양심의 가책을 느끼지만, 이미 한 번 내뱉은 말을 뒤늦게 후회한들 무슨 소용이 있겠는가.

말을 할 때에는 신중하게 생각한 후 해야 한다. 생각 없이 뱉은 말을 다시 주워 담을 수 없기 때문에 긍정적인 선한 말, 생명의 말만 해야 한다.


## 마음속의 악을 뽑아내는 세 번째 방법

악(惡)을 뽑아내는 제도는 돈을 벌기 위한 보상금제가 아니라 범죄를 근본적으로 뿌리 뽑기 위한 것이 되어야 한다.

그러므로 정부에서는 이를 반드시 법적으로 포상금제도를 만들어서 나라의 경제적 손실을 막고, 시간적 손실도 막고, 많은 인력의 손실도 막고, 모든 범죄행위도 막고, 자연환경(하늘, 육지, 바다) 파괴를 막아 아름다운 금수강산이 영원히 보존되게 해야 한다.

악은 가장 가까운 곳에서 발생된다. 때문에 시민 모두가 신고자가 되어야 소탕할 수가 있다. 마음속의 더럽고 추악한 악령을 뽑아내어 새 사람으로 거듭나게 되면 범법자가 없는 세상, 살맛나는 세상, 행복한 세상, 시기와 질투, 이간질이 없는 세상, 더럽고 추악한 욕설이 없는 세상, 다툼과 싸움이 없는 세상이 될 것이다. 새 세상에는 모든 불법이 없어야 하며, 모든 살상무기도 폐기처분되어야 한다. 폐기처분된 살상무기는 용광로에 넣어 녹여서 농기구를 만들고, 그 농기구로 무공해 곡식을 재배하여 이웃과 더불어 공평하게 나누어 먹여야 한다. 사람들이 그렇게 살아가는 세상, 이것이 지속되면 모두의 마음이 맑고, 밝고, 기쁘고, 즐거워서 마음의 병이나 정신의 병, 육체의 병이 모두 없어지는 세상이 된다. 이런 세상이 바로 지상천국이요, 극락이요, 행복한 세상이다.


포상금 제도를 법률화시키면 깨끗한 사회가 된다.


**〈신고 포상금 백만 원(1,000,000원)〉**

(1) 험담, 유언비어, 욕하는 자

(2) 노상 방뇨하는 자

(3) 담배꽁초 버린 자

(4) 가래침 뱉은 자

(5) 쓰레기 무단투기한 자

(6) 무전취식하는 자

(7) 무단횡단 하는 자

(8) 신호위반하는 자

(9) 끼어들기 하는 자

(10) 안전띠 미착용자

(11) 교차로 꼬리 물기 하는 자

(12) 유턴 위반하는 자

(13) 주차위반자

(14) 영수증 미발급한 자

(15) 영업 방해한 자

(16) 욕하고 소란피운 자

(17) 강, 바다, 산에 쓰레기 무단투기자

(18) 경기장에 쓰레기 버린 자

(19) 흡연 장소 외에서 담배 피운 자

(20) 무임승차한 자

(21) 공갈협박한 자

(22) 112 허위 신고자

(23) 113 허위 신고자

(24) 114 장난(폭언)전화한 자

(25) 119 허위신고 한 자

(26) 이유 없이 구타한 자

(27) 가택 무단침입한 자

(28) 사나운 개 방치한 자

(29) 음주소란피운 자

(30) 술 먹다가 난동피운 자

(31) 애완동물 학대하는 자

(32) 멸시, 천대, 조롱하는 자

(33) 공무집행 방해자

(34) 국기게양 안 한 자

(35) 애국가 안 부른 자


**〈신고 포상금 오천만 원(50,000,000원)〉**

(1) 원산지 허위표시한 자

(2) 인신매매자

(3) 아동학대하는 자

(4) 노인학대하는 자

(5) 부모학대하는 자

(6) 방화한 자

(7) 도박 중독자

(8) 거짓말하는 선생, 무속인, 철학자, 종교지도자


**〈신고 포상금 이억 원(200,000,000원)〉**

(1) 보복운전자

(2) 공범, 개인 보험사기 친 자

(3) 공문서위조한 자

(4) 보이스피싱 가담자

(5) 국가기물 파괴 및 절도자

(6) 간첩신고자

(7) 가정파괴 폭력범

(8) 장물을 판 자와 산 자

(9) 허위 국가 포상금 타 먹는 자

(10) 밀수한 자와 통관시켜준 자

(11) 사기도박한 자와 잃은 자

(12) 대포차를 판 자와 산 자

(13) 사기 치는 공직자

(14) 공무원 사칭한 자

(15) 간첩선박 신고자

(16) 1년 농사 절도자

(17) 어린이 유괴한 자

(18) 흉기 들고 난동부린 자

(19) 청부살인 의뢰자와 동조자

(20) 불법 다단계 운영자

(21) 음주운전자

(22) 중앙선 침범자


**〈신고 포상금 오억 원(500,000,000원)〉**

(1) 뇌물 받고 오판한 판사(재산 국고환수)

(2) 마약제조자 및 판 자와 산 자

(3) 불량 부속품 생산자와 납품자(재산 국고환수)

(4) 대한민국 매국노(재산 국고환수)

(5) 뺑소니운전자

(6) 인삼 절도한 자

(7) 성폭행(강간)한 자

(8) 조직 폭력배 두목

(9) 뇌물 준 자와 받은 자


**〈신고하면 포상금 십억 원(1,000,000,000원)〉**

(1) 국가 거짓 유공자(재산 국고환수)



## 마음속의 악을 뽑아내는 네 번째 방법

다음과 같은 범법자(犯法者)들을 무기징역을 시켜라.

(1) 사람을 잔인하게 죽이는 살인범(殺人犯)

(2) 절도범(竊盜犯)

(3) 강도범(强盜犯)

(4) 모든 사기범

(5) 어린이 유괴범(誘拐犯)

(6) 가정 파괴범(破壞犯)

(7) 폭력범(暴力犯)

(8) 도굴범(盜掘犯)

(9) 인신매매범(人身賣買犯)

(10) 성폭행범(性暴行犯)

(11) 강간범(强姦犯)

(12) 국가 기밀(記密) 누설범

(13) 거짓 보도하는 방송기자와 신문기자들

(14) 거짓으로 점(占)치는 무속인(巫俗人)들

(15) 거짓으로 성명(姓名) 풀이를 해주는 자들

(16) 거짓으로 사주, 관상, 수상, 족상을 봐주는 사람들

(17) 거짓말하는 선생이나 무속인, 철학자, 종교지도자들

(18) 뇌물을 준 자와 받은 자

(19) 밀수한 자와 통관시켜준 자

(20) 마약을 제조한 자와 판 자, 산 자

(21) 대포차를 판 자와 산 자

(22) 알코올 중독자

(23) 도박 중독자(賭博中毒者)

(24) 흡연 중독자(吸煙中毒者)

(25) 마약 중독자(痲藥中毒者)

(26) 위조지폐를 만든 자와 사용한 자

(27) 신분증을 도용한 자와 사용한 자

(28) 남의 사생활에 치명적(댓글, 악플)인 행위를 한 '언어 폭력자'

(29) 없는 죄를 만들어서 억울하게 고통을 주는 자

(30) 평생 모은 남의 재산을 강탈한 자

(31) 공산당을 옹호한 자

(32) 거짓 선동 투쟁과 데모, 총파업할 때 살상무기를 소지한 자

(33) 행방불명시킨 자

(34) 불법을 행하는 공직자

평생 먹고 살아갈 수 있는 이들의 재산 외에는 국가에 헌납해야 한다. 왕이나 대통령, 두목 등 누구든 예외는 없다.

당신이 가족을 정말 사랑한다면 가까운 이웃이나 친척, 학교 선후배, 사회 선후배, 군(軍) 선후배, 직장 선후배 등 아무리 가까운 친구라도 범법자는 지체하지 말고 경찰서에 신고하여 법의 보호아래 가두어 두고, 판사(判事)는 무기징역으로 판결하여야 한다. 왜냐하면 더럽고 추악한 악령들은 지독하기 때문에 완전한 정신 교육을 시켜야만 악령들이 밖으로 뽑아져 나가기 때문이다. 그렇게하여 새로 거듭난 사람으로 만들어서 출옥(出獄)을 시키면 범법자가 없는 세상, 살맛나는 세상, 행복한 세상, 시기와 질투, 이간질이 없는 세상, 험담과 비방이 없고 다툼과 싸움이 없는 세상이 된다. 더불어 전쟁은 끝나고 모든 무기(武器)는 녹여 농기구로 만들고, 생명을 연장시켜주는 무공해 곡식을 재배하여 이웃과 함께 나누어 먹는 함께 사는 세상이 된다. 이것이 극락이고, 파라다이스이고, 유토피아이고, 진정한 지상 천국이 되는 것이다.

## 죄인을 사형시키지 않고 100% 살리는 방법

(1) 곳곳에 CCTV를 설치하여 일거일동 감시한다.

(2) 위인전이나 양서를 많이 읽고 독후감을 쓰게 한 후 제출하게 한다.

(3) 옥중에서 윤리도덕을 철저히 지키게 한다.

(4) 1개월에 한 번씩 시험을 친다. 100년을 기준으로 하여 만점자에게는 10년 형을 감형한다. 단, 90점은 5년을 감형한다.

(5) 공부에 방해를 주거나 난동을 1~2회 부린 자는 독방에 보낸다.

(6) 독방에 있으면서 3회의 피해를 주면 사지 중 하나를 절단한다. 그 이유는 수족을 불편하게 만드는 것이다.

(7) 절단했는데도 난동을 부리면 독방에 가두고 바깥출입을 금지한다. 단, 순종할 때까지 반복한다.


이렇게 강력하게 세상과 차단시키지 않으면 지구 전체가 죄악의 도시로 만들어지기 때문이다. 이는 죄를 지었다고 해도 몸속에 숨어있는 마귀, 악령, 악귀(惡鬼)들을 다 뽑아내기 위함이며, 단 한 사람의 생명이라도 사형시키지 않고 100% 살리기 위한 방법이다.


## 악을 뽑아내야 참사람이 된다

악을 뽑아내야 …… 효자, 효녀, 효부가 된다.

악을 뽑아내야 …… 내가 사람인지 짐승인지 알 수 있다.

악을 뽑아내야 …… 시기, 질투, 이간질을 하지 않는다.

악을 뽑아내야 …… 험담, 비방, 비판을 하지 않는다.

악을 뽑아내야 …… 멸시, 천대, 조롱을 하지 않는다.

악을 뽑아내야 …… 허영, 사치, 낭비를 하지 않는다.

악을 뽑아내야 …… 욕심, 욕망, 불륜이 없어진다.

악을 뽑아내야 …… 거짓 선동, 투쟁, 데모를 하지 않는다.

악을 뽑아내야 …… 전교조, 민주노총, 한국노총이 없어진다.

악을 뽑아내야 …… 거짓 목사, 거짓 신부, 거짓 선생이 없어진다.

악을 뽑아내야 …… 거짓 무속인, 거짓 철학관이 없어진다.

악을 뽑아내야 …… 간첩, 종북, 주사파가 없어진다.

악을 뽑아내야 …… 강도, 살인, 폭력자가 없어진다.

악을 뽑아내야 …… 이혼 없이 100년 해로할 수 있다.

악을 뽑아내야 …… 열등생이 우등생이 된다.

악을 뽑아내야 …… 싸움을 그치고 전쟁을 종식시킬 수 있다.

악을 뽑아내야 …… 인종차별이 없고, 국경이 초월된다.

악을 뽑아내야 …… 유언비어, 중상모략이 사라진다.

악을 뽑아내야 …… 모든 일이 만사형통된다.

악을 뽑아내야 …… 모든 갈등이 사라진다.

악을 뽑아내야 …… 자살하는 사람이 없어진다.

악을 뽑아내야 …… 정신병자, 치매환자가 없어진다.

악을 뽑아내야 …… 마약중독자가 없어진다.

악을 뽑아내야 …… 알코올중독자가 없어진다.

악을 뽑아내야 …… 불량한 학생이 모범생이 된다.

악을 뽑아내야 …… 간음이나 성폭행자가 없어진다.

악을 뽑아내야 …… 인신매매범이 없어진다.

악을 뽑아내야 …… 야바위 사기꾼이 없어진다.

악을 뽑아내야 …… 불법을 행하는 공직자가 없어진다.

악을 뽑아내야 …… 조직폭력배와 깡패들이 없어진다.

악을 뽑아내야 …… 사기도박꾼이 없어진다.

악을 뽑아내야 …… 절도나 가정파괴범이 없어진다.

악을 뽑아내야 …… 어린이 유괴범이 없어진다.

악을 뽑아내야 …… 거짓 보도하는 신문·방송기자가 없어진다.

악을 뽑아내야 …… 뇌물 준 자와 받는 자가 없어진다.

악을 뽑아내야 …… 밀수한 자와 통관시켜 주는 자가 없어진다.

악을 뽑아내야 …… 마음, 정신, 육체의 병이 치유된다.

악을 뽑아내야 …… 부정적인 마음이 긍정적인 마음으로 바뀐다.

악을 뽑아내야 …… 국가 질서가 바로 서게 된다.

악을 뽑아내야 …… 불행이 끝나고 행복이 시작된다.

악을 뽑아내야 …… 누구나 참 도인(도사)이 될 수 있다.

악을 뽑아내야 …… 위대한 지도자가 될 수 있다.


마음속의 악(죽은 것, 바람, 우상, 쭉정이, 껍데기, 빈 깡통, 버리는 것, 거짓말, 그림자, 캄캄한 것, 생명이 없는 것, 욕심, 욕망, 교만, 독식, 폭언, 폭행, 강도, 강탈, 도적, 납치, 살인, 간음)을 버린 자가 진짜 사람인 것이다.

# 사랑은 생명(生命)의 근원(根源)

# 제6장
# 사랑은 생명(生命)의 근원(根源)

## 하나님은 사랑이요, 사랑은 하나님이시다

사랑하는 자들아! 우리가 서로 사랑하자. 사랑은 하나님께 속한 것이니 사랑하는 자마다 하나님으로부터 나서 하나님을 알고 사랑하지 아니하는 자는 하나님을 알지 못하나니 이는, 하나님은 사랑이심이라. 하나님의 사랑이 우리에게 이렇게 나타난바 되었으니 하나님 자기의 독생자를 세상에 보내심은 저로 말미암아 우리를 살리려 하심이니라. 사랑은 여기 있으니 우리가 하나님을 사랑한 것이 아니요. 오직 하나님이 우리를 사랑하사 우리 죄를 위하여 화목제로 그 아들을 내셨음이니라. 사랑하는 자들아! 하나님이 이같이 우리를 사랑하셨은즉, 우리도 서로 사랑하는 것이 마땅하도다. 어느 때나 하나님을 본 사람이 없으되 만일 우리가 서로 사랑하면 하나님이 우리 안에 거하시고, 그의 사랑이 우리 안에 거하시고, 그의 사랑이 우리 안에 온전히 이루느니라. 그의 성령을 우리에게 주시므로 우리가 그 안에 거하고, 그가 우리 안에 거하시는 줄을 아느니라. 누구든지 예수를 하나님 아들이라 시인하면, 하나님이 저 안에 거하시고 저도 하나님 안에 거하느니라.

## 어떻게 하는 것이 참사랑인가?

원수를 사랑하라는 예수님의 말씀을 따라하듯이 우리의 즐거운 삶을 살아가기 위하여 한마음, 한뜻, 하나로 항상 마음을 같이하여 높은 데 마음을 두지 말고, 도리어 낮은 데 거하고, 즐거워하는 자에게는 함께 즐거워하고, 슬퍼 우는 자에게는 함께 슬퍼하여 울어 주며, 괴로워하는 자에게는 함께 괴로워해 주자.

이와 같이 같은 마음으로 행동을 하게 되면 상대방의 마음의 문이 열리어 서로 간에 막혔던 대화가 소통되면서 내 몸속의 악이 하나둘씩 뒤(後) 항문(肛門)으로 빠져 나가게 되는 것이다.

## 사랑하면 아픔이 사라진다

씨(말)앗은 뿌린 대로 거두듯이 좋은 씨(좋은 말)를 뿌리면 좋은 열매가 주렁주렁 열린다. 이와 같이 나에게 일어나는 모든 일상에서 생활하는 것들을 멸시하고, 천대하고, 고통을 주고, 핍박을 하는 자들에게 나도 똑같이 미워하고, 시기하고, 멸시하고, 천대한다면 나도 똑같이 더럽고 추악한 사람이 되는 것이다.

성경 말씀에 '원수를 미워하지 말고 도리어 사랑하라.'는 예수님 말씀대로 나를 핍박하는 사람이 배고파하면 먹여주고, 목이 마르다고 하면 마실 것을 주고, 헐벗었으면 옷을 입혀주고, 어려움에 처해 있으면 영접해 주고, 병들어 있으면 돌보아주는 마음으로 행동을 해보면 내 자신의 마음이 뿌듯하고, 시원하고, 마음이 편안하면서 모든 하는 일들이 순조롭게 더 잘 되어 가는 것을 체험하게 될 것이다. 또한 근심 걱정하는 마음의 병과 육체의 고질적인 병이 흔적도 없이 모두 사라지게 됨을 알게 된다.

## 사랑과 용서를 해주면 지옥이 천국이 된다

용서해 줄 생각도 없고, 용서할 줄도 모르고, 용서를 받을 줄도 모르는 사람은 이기적인 사람이다.

이들(권력자, 우두머리, 갑부, 유명인, 잘 생긴 자, 힘센 자 등)은 지구상에서 자기만이 최고이고, 자기보다 잘난 사람이 없다고 생각하는 사람들이다.

이들로 인하여 충격적인 스트레스나 깊은 상처를 받거나 하는 모든 일이 막히고 잘 안 된다면 다음과 같이 해보시라.

마음속에 묶어놓았던 과거에서 현재까지 얽히고설킨 모든 일들을 자신이 먼저 용서하고 내 속에 있는 근심과 걱정들을 모두 다 지워버려라. 그런 후 모든 것을 묶어놓았던 쇠사슬을 풀어주고, 구속된 명에의 줄을 끊어주며, 억압(抑壓)된 몸이라면 자유롭게 해주고, 죄(罪)가 있다면 조건 없이 진실한 마음으로 용서를 해주면, 내 몸속에 잠재되어 있던 악령들이 정말로 하나둘씩 뒤(後)로 빠져 나간다.

그렇게 되면 내 속의 모든 근심과 걱정, 고통, 괴로움이 모두 사라지고, 내 마음은 늘 행복하고, 기쁘고, 즐거움으로 100% 변하게 되는 것이다.

1 내가 사람의 방언과 천사의 말을 할지라도 사랑이 없으면 소리 나는 구리와 울리는 꽹과리가 되고 2 내가 예언하는 능력이 있어 모든 비밀과 모든 지식을 알고 또 산을 옮길 만한 모든 믿음이 있을지라도 사랑이 없으면 내가 아무것도 아니요 3 내가 내게 있는 모든 것으로 구제하고 또 내 몸을 불사르게 내줄지라도 사랑이 없으면 내게 아무 유익이 없느니라 4 사랑은 오래 참고 사랑은 온유하며 시기하지 아니하며 사랑은 자랑하지 아니하며 교만하지 아니하며 5 무례히 행하지 아니하며 자기의 유익을 구하지 아니하며 성내지 아니하며 악한 것을 생각하지 아니하며 6 불의를 기뻐하지 아니하며 진리와 함께 기뻐하고 7 모든 것을 참으며 모든 것을 믿으며 모든 것을 바라며 모든 것을 견디느니라 사랑은 언제까지든지 떨어지지 아니하나, 예언도 폐하고, 방언도 그치고, 지식도 폐하라. 우리가 부분적으로 알고 부분적으로 예언하니 온전한 것이 올 때에는 부분적으로 하던 것이 폐하리라. 내가 어렸을 때에는 말하는 것이 어린아이와 같고, 깨닫는 것이 어린아이와 같고, 생각하는 것이 어린아이와 같다가 장성한 사람이 되어서는 어린아이의 일을 버렸노라. 우리가 이제는 거울로 보는 것 같이 희미하나, 그때에는 얼굴과 얼굴을 대하여 볼 것이요. 이제는 내가 부분적으로 아나, 그때에는 주께서 나를 아신 것 같이 내가 온전히 알리라. 그런즉 믿음, 소망, 사랑 이 세 가지는 항상 있을 것인데 그중에 제일은 사랑이라. 피차 사랑의 빚 외에는 아무에게든지 아무 빚도 지지 말라. 남을 사랑하는 자는 율법을 다 이루었느니라. 간음하지 말라, 살인하지 말라, 도적질하지 말라, 탐내지 말라 한 것과 그 외에 다른 계명이 있을지라도 네 이

웃을 내 자신과 같이 사랑하라 하신 그 말씀 가운데 다 들어 있느니라. 사랑은 이웃에게 악을 행치 아니 하나니 그러므로 사랑은 율법의 완성이니라. 사랑엔 거짓이 없나니 악을 미워하고 선에 속하라. 형제를 사랑하여 서로 우애하고 존경하기를 서로 먼저 하며 부지런하여 게으르지 말고 열심을 품고 주를 섬기라. 소망 중에 즐거워하며, 환란 중에 참으며, 기도에 항상 힘쓰며, 성도들 쓸 것을 공급하며, 손님 대접하기를 힘쓰라. 너희를 핍박하는 자를 축복하라. 축복하고 저주하지 말라. 즐거워하는 자로 함께 즐거워하고, 우는 자들로 함께 울라. 서로 마음을 같이 하며 높은 데 마음을 두지 말고 도리어 낮은 데 처하라. 스스로 지혜 있는 체 말라. 아무에게도 악을 악으로 갚지 말고 모든 사람 앞에서 선한 일을 도모하라. 할 수 있거든 너희로서는 모든 사람으로 더불어 평화하라.

내 사랑하는 자들아! 너희가 친히 원수 갚지 말고 진노하심에 맡기라 기록되었으되 원수 갚는 것이 내게 있으니 내가 갚으리라고 주께서 말씀하시니라. 네 원수가 주리면 먹이고, 목마르거든 마시우라. 그리함으로 네가 숯불을 그 머리에 쌓아놓으리라. 악에게 지지 말고 선으로 악을 이기라.

## 사랑은 이렇게 하는 것이다

사랑은 …… 이웃(형제)에게 악을 행치 아니한다.

사랑은 …… 시기, 질투, 이간질하지 아니한다.

사랑은 …… 약자에게 멸시, 천대, 조롱을 하지 아니한다.

사랑은 …… 거짓말로 유언비어를 퍼뜨리지 아니한다.

사랑은 …… '악플'로 댓글 달거나 훼방하지 아니한다.

사랑은 …… 공갈, 협박하지 아니한다.

사랑은 …… 뇌물을 주지도, 받지도 아니한다.

사랑은 …… 아무에게도 스트레스를 주지 아니한다.

사랑은 …… 어떤 고난, 역경에서도 극복한다.

사랑은 …… 이혼하지 아니한다.

사랑은 …… 억울한 누명을 씌우지 아니한다.

사랑은 …… 이웃에게 사기 치지 아니한다.

사랑은 …… 강도짓을 하지 아니한다.

사랑은 …… 도적질하지 아니한다.

사랑은 …… 폭력을 행사하지 아니한다.

사랑은 …… 거짓선동, 분쟁, 다툼, 데모, 파업하지 아니한다.

사랑은 …… 노사 간에 분쟁을 일으키지 아니한다.

사랑은 …… 음주운전을 하지 아니한다.

사랑은 …… 보복하지 아니한다.

사랑은 …… 납치, 성추행하지 아니한다.

사랑은 …… 살인교사하지 아니한다.

사랑은 …… 험담, 비방, 비판하지 아니한다.

사랑은 …… 허영, 사치, 교만하지 아니한다.

사랑은 …… 화내거나 욱하는 성질을 내지 아니한다.

사랑은 …… 모든 사람을 차별하지 아니한다.

사랑은 …… 막말, 쌍스런 말을 하지 아니한다.

사랑은 …… 부모님을 공경한다.

사랑은 …… 이웃에게 상처를 입히지 아니한다.

사랑은 …… 무례한 행동을 하지 아니한다.

사랑은 …… 우상숭배를 하지 아니한다.

사랑은 …… 신문, 방송으로 거짓 보도를 하지 아니한다.

사랑은 …… 거짓말하지 아니한다.

사랑은 …… 모든 질서를 잘 지킨다.

사랑은 …… 자신을 자랑하지 아니한다.

사랑은 …… 관용하고, 양순하며, 너그러운 행동을 한다.

사랑은 …… 모든 사람들의 죄를 조건 없이 용서해준다.

사랑은 …… 어려운 사람들을 도와준다.

사랑은 …… 이웃을 내 몸과 같이 사랑한다.

사랑은 …… 유통기한이 없다.

사랑은 …… 이웃과 마음을 같이한다.

사랑은 …… 모든 원수를 사랑한다.

사랑은 …… 병든 자를 치료해주는 것이다.

사랑은 …… 언행일치(言行一致)하는 것이다.

사랑은 …… 일구이언(一口二言)하지 아니한다.

사랑은 …… 죽음보다 강한 것이다.

사랑은 …… 배려하고 봉사하는 것이다.

사랑은 …… 하나님의 본체이시다.


율법사 : 선생님이여! 율법 중에 어느 계명이 크니이까?

예수 : 가라사대 내 마음을 다하고 목숨을 다하고 뜻을 다하여 주 너희 하나

님을 사랑하라 하셨으니 이것이 크고 첫째가 되는 계명이요, 둘째는 그와 같고 네 이웃을 네 몸과 같이 사랑하라 하셨으니 이 두 계명이 온 율법과 선지자의 강령이니라.

율법사 : 율법사가 예수를 시험하여 가로되 선생님이여! 내가 무엇을 하여야 영생하리이까?

예수 : 율법에 무엇이라 기록되었으며, 네가 어떻게 읽느냐?

율법사 : 대답하여 가로되 마음, 목숨, 힘, 뜻을 다하여 주 너희 하나님을 사랑하고 또 네 이웃을 네 몸과 같이 사랑하라 하였나이다.

예수 : 예수께서 이르시되 네 대답이 옳도다. 이를 행하라. 그리하면 살리라.

율법사 : 그럼 네 이웃이 누구리이까?

예수 : 어떤 사람이 예루살렘에서 여리고로 내려가다가 강도를 만나매 강도들이 그 옷을 벗기고 때려 거반 죽은 것을 버리고 갔더라.

제사장 : 한 제사장이 그 길로 내려가다가 그를 보고 피하여 지나가고

레위인 : 또 이와 같이 한 레위인도 그곳에 이르러 그를 보고 피하여 지나가되

사마리아인 : 어떤 사마리아인은 여행하는 중 거기 이르러 그를 보고 불쌍히 여겨 가까이 가서 기름과 포도주를 그 상처에 붓고, 싸매고, 자기 짐승에 태워 주막으로 데리고 가서 돌보아 주고, 이튿날에 데리고 온 둘을 내어 주막 주인에게 주며 가로되 이 사람을 돌보아 주라. 부비가 더 들면 내가 돌아올 때에 갚으리라 하였으니

예수 : 네 의견에는 이 세 사람 중에 누가 강도 만난 자의 이웃이 되겠느냐?

율법사 : 가로되 자비를 베푼 자이니다.

예수 : 너도 가서 이와 같이 하라 하시니라. 첫째 계명은 하나님을 사랑하는 것이고, 둘째 계명은 네 이웃을 내 몸과 같이 사랑하는 것이다.

# 제7장

## 칭찬(稱讚)은 만물을
## 춤추게 한다

## 칭찬하기 싫어하는 사람은 누구일까?

시기, 질투, 이간질하며 상대방에게 칭찬하기를 싫어하는 사람들은 교만한 사람들이다.

이들은 상대방이 자기에게 칭찬해 주기를 바라는 사람들인데, 이들의 대부분은 명문대(名文大) 졸업자, 또는 권력이 높아서 자기 뜻대로 무엇이든 할 수 있는 사람, 또는 돈이 많아서 돈으로 안 되는 게 없다는 사람, 풍족한 생활의 여유가 있는 사람, 무엇인가 자기 분야에서 최고 높은 곳에 있는 사람들이 대부분이다. 이들은 마음이 하늘보다 높은 곳에 있기 때문에 낮은 곳에 있는 사람, 즉 돈 없고, 힘없고, 빽 없이 약하고 볼품없는 자들에게 멸시하고, 천대하는 습관이 몸에 길들여져 있기 때문에 자기들의 높은 지위와 명성을 모든 사람들이 미리 잘 알아서 칭찬해 주기를 바라는 사람들이다.

## 칭찬 한마디에 꼴찌에서 전교 1등으로

중2년생 이야기다.

엄마가 나에게 늘 하는 말이다.

"너는 바보니? 멍청한 거니? 네 오빠처럼 잘 하는 것이 하나도 없니? 너는 도대체 누굴 닮았니?"

"닮긴 누굴 닮아. 엄마 닮았지!"

"야! 나는 학교 다닐 때 반에서 1~2등 했어. 야! 꼴도 보기 싫어 내 앞에서 썩 꺼져!"

이렇게 핀잔을 주는데 옆에 있던 오라비는 한술 더 뜬다.

"돼지 같이 밤낮 쉬지 않고 먹어대니까 뚱보가 되잖아, 이 가시내야. 여자얼굴이 그게 뭐니? 퉁퉁 부은 것처럼 살이 쪄서 어디다 써 먹겠니?"

이런 말을 듣고서 그날부터 밥을 적게 먹으니까 힘은 점점 없어지고 배는 왜 더 빨리 고파오는지, 며칠 지나다보니 입에서는 계속 먹고 싶은데 먹자니 오라비 생각이 나서 먹을 수도 없다.

'그래! 그래도 한 번 더 참고 해보는 거야.'

그로부터 1주일 동안 해보는데 도저히 먹고 싶어 참을 수가 없어서 하는 수 없이 밥을 먹는데 어찌나 맛이 있는지 "에이, 모르겠다." 하면서 배가 부르도록 먹었다. 그랬더니 이제서야 겨우 기운이 나고 생기(生氣)가 돌고 살맛나는 것 같았다.

'그래. 내가 바보면 어떻고, 멍청이면 어때. 많이 먹고 보자.'

이렇게 삶을 포기하다시피 하였는데 어느 날, 새로 오신 선생님이 나와 면담

(面談) 중에 하신 말씀이다.

"너는 얼굴이 보름달 같이 밝은 달덩이 같아. 꼭 부잣집 맏며느리감이야. 눈도 맑고 초롱초롱하지, 너는 무엇이든 하면 다 잘할 수 있는 똑똑한 아이구나!"

나는 그날 그 칭찬 한마디에 마음을 새롭게 가다듬고 학교에서 선생님의 강의를 하나도 놓치지 않고 잘 듣고, 예습(豫習)과 복습(復習)을 누구보다도 더 열심히 하였다. 그랬더니 다음 성적이 반에서 5등으로 올랐다. 그때 기분이 최고인 걸 실감하였으며, 또 공부가 이렇게 즐겁고 재미있는 줄 그제야 알게 되었다.

거기다가 음식 먹는 시간도 잘 맞춰 먹었더니 살이 10kg이나 빠져서인지 몸도 가볍고 공부도 열심히 하니까 엄마도 말이 없었다.

그리고 오라버니 하는 말이 "너 요즘 많이 날씬해진 것 같은데 무슨 특별한 비결이라도 있는 거니?" 하고 묻는다.

"암, 있구말구. 나중에 알려줄게."

이제는 잔소리보다는 오히려 칭찬을 들으니 기분이 너무너무 좋아서 공부는 반에서 1등이 목표라 더 열심히 하였다. 그랬더니 마침내 반에서 1등이 된 것이다. 이때부터 경쟁자들은 시기와 질투를 하는 반면, 칭찬받는 일이 많다보니 마음속에서 은근히 욕심이 생기는데 이왕 하는 거 전교 1등을 목표로 정하고 더욱더 열심히 공부하여 마침내 전교 1등이라는 영광을 한몸에 받으면서 졸업하였다.

그리고 훗날 명문대 수석 합격에, 수석 졸업의 영광까지 얻게 되었다.

이렇게 된 첫 번째 동기는 중학교 2학년 때 새로 부임하여 오신 선생님께서 힘과 용기를 준 칭찬의 말이 힘이 된 것이고, 두 번째는 꼴등할 때는 엄마와 오라비의 잔소리에 꾸중 듣기가 매우 거북하였으나 전교 1등을 할 때부터 어머니는 이웃친척들에게 딸 자랑과 칭찬을 아낌없이 해주어서 오늘날의 좋은 결실을 맺게 된 것이다.

## 칭찬하는 방법

(1) 성심 성의껏 상대방에게 몰입하여 칭찬하라.

(2) 상대방의 신체부위, 이목구비(耳目口鼻)를 칭찬하라.

(3) 미소와 밝은 표정으로 칭찬하라.

(4) 사랑하는 사람 대하듯 칭찬하라.

(5) 진실한 마음을 담아 칭찬하라.

(6) 결과보다는 과정을 칭찬하라.

(7) 상대방 의상과 장신구를 칭찬하라.

(8) 상대방의 새로운 모든 변화를 칭찬하라.

(9) 좋은 점은 그 즉시 칭찬하라.

(10) 가능한 한 공개석상에서 칭찬하라.

(11) 생명의 은인을 존경하는 마음으로 칭찬하라.

(12) 절망에 빠진 사람에게는 희망을 주는 칭찬을 하라.

(13) 주인공이 없을 때 칭찬하라.

(14) 어른에게는 부모님 대하듯 칭찬하라.

(15) 눈으로 상대를 조목조목 관찰해 보면서 남들이 보지 못한 것들을 찾아서 칭찬하라.

(16) 타이밍을 놓치지 말고 칭찬하라.

## 칭찬을 하면 악마가 도망을 간다

칭찬은 …… 하늘에서 내려온 최고 지혜의 보물이다.

칭찬은 …… 일평생 좋은 일만 가져오는 행운의 열쇠이다.

칭찬은 …… 불통된 대화를 소통시켜주는 강력한 무기이다.

칭찬은 …… 긍정적으로 행동하게 하는 마법과도 같다.

칭찬은 …… 소극적인 사람을 적극적인 사람으로 만들어준다.

칭찬은 …… 초능력자를 만들어내는 도구이다.

칭찬은 …… 식물인간도 벌떡 일으킬 수 있는 힘이 있다.

칭찬은 …… 불치의 병도 치유하는 만병통치약이다.

칭찬은 …… 목숨도 버릴 수 있는 위대한 힘을 가지고 있다.

칭찬은 …… 스트레스를 파괴하는 강력한 도구이다.

칭찬은 …… 국경을 초월하고 인종차별을 하지 않는다.

칭찬은 …… 원수(怨讐)의 마음도 눈 녹듯이 녹여준다.

칭찬은 …… 적군을 아군으로 만들 수 있는 능력이 있다.

칭찬은 …… 최고의 공덕(功德)을 쌓을 수 있는 신무기이다.

칭찬은 …… 전쟁을 종식시킬 수 있는 강력한 힘이 있다.

칭찬은 …… 세계인을 한마음, 한뜻, 하나가 되게 한다.

칭찬은 …… 바보 같은 사람도 천재(天才)로 만들 수 있다.

칭찬은 …… 자연의 꽃향기보다 더 향기롭다.

칭찬은 …… 효자(孝子)와 효녀(孝女)를 생산하는 물질이다.

칭찬은 …… 삶의 의욕을 갖게 하는 힘이 있다.

칭찬은 …… 아름다운 마음씨의 표현이다.

칭찬은 …… 운(運)이 오며 기(氣)를 살려주는 힘이 있다.

칭찬은 …… 바라는 소원을 끌어당기는 힘을 지니고 있다.

칭찬은 …… 모든 일을 성공시키는 어머니와 같다.

칭찬은 …… 불평, 불만, 험담을 잠재우는 힘이 있다.

칭찬은 …… 시기, 질투, 이간질을 죽이는 힘을 가지고 있다.

칭찬은 …… 실패한 자를 100% 성공하게 할 수 있다.

칭찬은 …… 잠재된 능력을 캐내는 도구이다.

칭찬은 …… 많이 하면 할수록 불의한 일들이 없어진다.

칭찬은 …… 선한 길을 안내해 주는 나침반이다.

칭찬은 …… 착한 사람을 지켜주는 수호신이다.

칭찬은 …… 아무리 많이 해도 싫어하는 사람이 없다.

칭찬은 …… 부실했던 기업을 일으키는 원동력(原動力)이다.

칭찬은 …… 따뜻하고 행복한 관계를 만들어준다.

칭찬은 …… 행복지수를 1위로 상승시켜준다.

칭찬은 …… 그 즉시 밝은 얼굴로 바뀌게 한다.

칭찬은 …… 사막의 오아시스를 만난 것과 같은 것이다.

칭찬은 …… 내 영혼의 피로를 풀어주는 활력소이다.

칭찬은 …… 잠자는 내 영혼을 깨워주는 발전기(發電機)이다.

칭찬은 …… 첫 인연을 맺어주는 사랑의 끈이다.

칭찬은 …… 불행 끝, 행복 시작이다.

칭찬은 …… 최고의 값진 선물이다.

칭찬은 …… 생명의 씨앗이다.

칭찬은 …… 통증을 치료하는 명약(名藥)이다.

칭찬은 …… 많이 할수록 힘이 배가된다.

칭찬은 …… 다툼의 근원을 종식시킨다

마음(心)을 사로잡는 데는 칭찬이 으뜸이다.


2017년 3월 24일(음력 2월 27일)부터 온 누리에 사랑의 축복과 칭찬의 축복을 이 땅에 내려주신 날이다. 온 세상에 메아리가 울려 퍼지도록 팡파르를 울려보자. 행복이 여러분 가정에 차곡차곡 쌓여질 것이다.

요즘 사회곳곳 단체에서 매주, 매달, 매년, 누가 칭찬을 많이 하는지, 누가 칭찬을 많이 받는지 우수한 사람을 뽑아서 특별 포상금을 주어서 그 가치를 인정해 주면 활기가 넘쳐흐를 것이다.

칭찬이 없는 곳엔 부정과 부패 등 부정적이고 어두운 그늘이지만, 칭찬이 있는 곳엔 언제나 정직하고 긍정적인 활력이 넘치는 맑고 밝은 사랑이 가득한 곳으로 바뀌게 된다.

그러므로 살아있는 모든 만물에게 나의 목숨을 아끼듯이 진실한 마음(心)으로 사랑과 감사와 칭찬을 아낌없이 해보자.


사랑하는 남편을 칭찬해 주세요


"당신의 믿음직한 모습에 나의 인생 전부를 맡깁니다. 우리 가족의 생명을 지키기 위해 밤낮 쉬지 않고 피와 땀으로 노력하는 당신의 모습, 늘 고맙고 감사해요."

(1) 당신과 결혼한 것은 내 생애 최고의 축복이에요.

(2) 당신은 우리 집의 튼튼한 기둥이자 수호신이에요.

(3) 내 인생에 로또복권은 바로 당신이에요.

(4) 늘 곁에서 지켜주는 당신 덕분에 마음 편안해요.

(5) 당신처럼 완벽한 남자는 이 세상에 없는 것 같아요.

(6) 당신은 봉사정신과 배려심이 최고예요.

(7) 당신은 모든 남편들의 모범이 되는 사람이에요.

(8) 듬직한 당신은 우리 집 슈퍼맨이에요.

(9) 다들 당신과 결혼한 것을 참 잘했다고 질투를 해요.

(10) 당신이 장인·장모님께 잘해 주어서 정말 고마워요.

(11) 나는 다시 태어나도 당신과 같이 살고 싶어요.

(12) 지금도 당신과 함께 살아가는 것이 꿈만 같아요.

(13) 당신은 남자 중의 200점짜리 완벽한 남자예요.

(14) 당신은 나이 들수록 점점 더 존경스러워요.

(15) 아직도 당신은 총각처럼 멋이 있어요.

(16) 외식보다도 집 밥을 좋아하는 당신, 정말 고마워요.

(17) 나는 당신한테 다시 반했어요. 보면 볼수록 매력적이거든요.

(18) 나는 늘 당신께 새로운 것을 배우고 있어요.

(19) 당신 없는 세상이라면 살아갈 가치가 없어요.

(20) 지금까지 편안하게 생활할 수 있게 열심히 일해 주어서 고마워요.

(21) 당신과 결혼한 것 한 번도 후회(後悔)한 적이 없어요.

(22) 좋은 아내가 될 수 있게 늘 보살펴주어서 고마워요

(23) 당신이 묵묵히 응원해 주어서 늘 힘이 넘쳐나요.

(24) 당신은 우리 가족의 영원한 행복의 보금자리예요.

(25) 나의 부족한 모든 것을 감싸주어서 고마워요.

(26) 하늘보다 높은 당신, 영원히 사랑해요.

(27) 고귀한 모습으로 나타난 당신은 나의 구세주

(28) 당신이 대통령이 된다면 지구 곳곳에 평화와 평등한 세상이 될거예요.

(29) 우린 천생연분이에요.

(30) 당신은 나의 영원한 친구이자 애인이며, 스승이자 나의 아버지예요.


"하늘같은 당신은 너무 멋져. 조상님과 부모님, 웃어른을 잘 공경하지요. 또 가정의 행복을 잘 지켜주면서 사회적으로 봉사(奉仕) 잘 하는 마음은 노벨 평화상(平和賞)감이에요. 늘 고맙고, 감사하고, 사랑합니다."


## 사랑하는 아내를 칭찬해 주세요

"신사임당의 성품을 닮은 당신은 나한테 시집와서 귀머거리 3년, 벙어리 3년, 소경 3년 또 아이를 연년생으로 낳아 기르랴, 시댁식구 시중 다 들어주랴, 그러면서도 당신의 따뜻한 위로의 말과 칭찬의 말에 힘든 줄 모르고 행복하게 살고 있습니다."

(1) 예쁜 당신과 결혼한 것이 내 인생 최고의 행운이고 축복입니다.

(2) 당신처럼 멋진 여자는 세상에 없어요. 당신은 나의 천사예요.

(3) 나같이 못난 사람 구제해 주어서 정말 고마워요.

(4) 난 당신과 결혼한 것을 단 한 번도 후회한 적이 없어요.

(5) 당신 없는 세상 앙꼬 없는 찐빵이야.

(6) 당신처럼 완벽한 여자는 어머니 외엔 못 보았어.

(7) 미소와 웃음으로 기(氣)를 살려주는 당신, 정말 최고!

(8) 나는 다시 태어나도 당신과 함께 할 거야.

(9) 내 인생의 로또복권은 바로 당신이에요.

(10) 나는 당신만 생각하면 힘이 불끈 샘솟는다오.

(11) 당신같이 예쁜 여자와 산다고 시기, 질투해요.

(12) 나는 사랑스런 당신에게 한 번 더 반하고 싶어요.

(13) 당신의 멋진 내조가 없었다면 나는 아무 일도 할 수가 없었을 거야.

(14) 아이들 키우느라 고생 많았지요. 내 평생 보답하리다.

(15) 시부모님 잘 모셔주어서 고마워요. 나도 장인·장모님을 내 부모님으로
　　모시겠어요.

(16) 아들, 딸 건강하게 잘 자라게 해준 공은 다 당신 덕분이에요.

(17) 내 반드시 대성하여 최고로 호강시켜 줄 테니까 조금만 기다려요.

(18) 당신은 조선 여인을 대표하는 현모양처예요.

(19) 내가 웃고 살아갈 수 있는 것은 당신의 힘이에요.

(20) 나를 좋은 남편이 될 수 있도록 내조 잘 해 주어서 고마워요.

(21) 당신의 매력은 숨길 수 없나봐. 보면 볼수록 매력 있는 여자야.

(22) 당신같이 착한 사람, 세상에 또 없습니다.

(23) 당신은 나의 멋진 애인이자 친구이며, 멘토이자 나의 어머니예요.


"당신은 이 땅위에 진정으로 귀중한 보배예요. 내 남은 인생 당신이 힘들고,

지치고, 쓰러질 때 평안히 쉴 수 있는 영원한 안식처가 되어 줄게요. 내게 기대 봐요. 정말 고맙고, 감사하고, 미안해요. 여보! 당신, 사랑해요."


## 사랑하는 자녀를 칭찬해 주세요

엄마, 아빠의 칭찬은 다이아몬드보다도 더 값집니다. 그렇듯이 자녀들이 성장 하는 데 있어 성장의 비타민 같은 영양제입니다. 버릇없는 자녀에게 해준 부모 님의 좋은 칭찬 한마디에 아이는 착한 성격으로 바뀝니다. 사랑의 보약을 매일 매일 먹여보세요.


(1) 우리 아들 멋있는데? 장래 대통령감이야.

(2) 엄마, 아빠보다도 더 잘하니까 질투 나는데?

(3) 아빠는 보물 1호, 아들은 보물 2호. 엄마는 두 보물만 봐도 힘이 나요.

(4) 너의 듬직한 모습에 엄마, 아빠는 마음이 든든하단다.

(5) 너의 긍정적으로 행동하는 모습에 엄마는 늘 새롭게 배운단다.

(6) 네가 올바르게 성장하는 모습을 보니 넌 우리 집 기둥이야.

(7) 마음껏 공부할 수 있게 엄마, 아빠는 너희의 뒷바라지 잘 해 줄게.

(8) 우리 아들 풍부한 상상력이 엄마, 아빠보다 더 나은 걸.

(9) 내 몸에서 어떻게 이런 훌륭한 아들이 태어났는가? 하나님께 감사드려요.

(10) 너희 착한 행동에 이웃어른들이 다들 좋아하는 모습, 보기 좋더라.

(11) 무엇이든 그렇게 최선을 다하면 되는 거야.

(12) 친구들과 사이좋게 지내는 너희들의 모습, 참 보기 좋은데?

(13) 공주님, 너무 예뻐서 엄마, 아빠는 늘 걱정이란다.

(14) 너희들의 미소 짓고 웃는 모습이 100만 불짜리야.

(15) 맑은 목소리에 뭇 남성들 애간장 녹겠는데?

(16) 너희들만 보면 엄마, 아빠는 늘 행복하단다.

(17) 아들, 딸. 너희들은 엄마, 아빠의 최고 보물이야.

(18) 시키지 않아도 스스로 척척하다니 정말 대단해.

(19) 사랑하는 아들, 딸. 엄마, 아빤 너희들만 믿는다.

(20) 명랑하고, 씩씩하고, 밝게 자라는 모습 볼 때마다 우린 너무 행복하단다.


"사랑하는 우리 아들, 딸. 너희는 세상에서 제일 멋있어. 미소 짓는 얼굴에, 인사 잘하지, 착하고 겸손하지. 예의바르게 웃어른을 공경하는 너희들 모습, 보기가 정말 좋구나. 엄마, 아빠는 늘 너희들에게 미안하고, 고맙고, 감사해. 사랑한다. 우리 아들, 딸. 파이팅!"


## 엄마, 아빠를 칭찬해 주세요


"부모님께서 세상의 아름다운 모든 것을 볼 수 있도록 저희를 낳아주시고 키워주신 고마운 것을 이제야 겨우 알았어요. 그동안 부모님 속 썩였던 지난날의 저희의 잘못을 속죄하는 뜻으로 부모님 모시고 한 백년 행복하게 해 드릴게요."


(1) 세상의 빛을 볼 수 있게 낳아주셔서 감사합니다.

(2) 그동안 말도 안 듣고 속만 태웠는데도 잘 키워 주셔서 고맙습니다.

(3) 엄마, 아빠는 하나님이 보내주신 최고의 선물이에요.

(4) 저희 키우시느라 고생 많으셨죠? 이제부터 저희가 잘 모시겠습니다.

(5) 다시 태어난다면 엄마, 아빠한테서 다시 태어날래요.

(6) 불효자인 저희에게 늘 칭찬과 용기를 주셔서 감사드려요.

(7) 저의 삶에 모범이 되어 주셔서 정말 감사합니다.

(8) 엄마, 아빤 윤리도덕(倫理道德)의 큰 스승님이세요.

(9) 우리가 제일 존경하는 사람은 부모님이에요.

(10) 부모님의 사랑은 태산보다 높고 바다보다 더 깊은 사랑이에요.

(11) 엄마, 아빠는 나라의 효자, 효녀 표창감이에요.

(12) 부모님의 곧은 성품, 세상에 하나뿐인 명품이에요.

(13) 우리 생애 최고의 자랑거리는 부모님의 발자취에요.

(14) 부모님이 주신 하늘 같이 크신 사랑, 이웃과 나누고 싶어요.

(15) 깊이 파인 주름살, 우리를 키워주신 훈장인 줄 이제야 알았어요.

(16) 엄마, 아빠는 우리들을 위하여 삶을 포기하셨죠? 저희가 은혜(恩惠)를 꼭
    갚을게요.

(17) 저희도 자녀를 낳아 키워보니 부모님 마음 이제 조금 알 것 같아요.

(18) 키워주신 은혜에 열배, 백배 꼭 갚겠습니다.

(19) 부모님처럼 훌륭한 분을 만나지 못했다면 나는 어떻게 됐을까? 생각만
    해도 끔찍해요.

(20) 세상에 제일 위대한 엄마, 아빠를 죽도록 사랑할래요.


"우리의 어리광을 다 받아주시고 말썽 피운 우리를 늘 사랑으로 감싸주셨던

엄마, 아빠의 뜻에 따라 이웃을 사랑하며, 배려하며, 봉사하는 정신으로 세상을 밝게 비출 것을 꼭 약속드립니다. 엄마, 아빠, 건강하게 오래오래 행복하게 함께 살아요. 아빠, 엄마, 사랑해요."

## 친구의 우정을 칭찬해 주세요

"세상에서 가장 편하게 나의 근심과 걱정 그리고 속마음까지도 털어놓고 대화할 수 있는 사람은 나의 진정한 친구밖에 없다."

(1) 너와 친구가 된 것이 지구상에서 최고의 축복이야.

(2) 너와 나의 우정을 귀신이라도 깨뜨릴 수가 없을 거야.

(3) 마음을 탁 터놓고 이야기할 수 있는 친구가 되어 주어 고맙네.

(4) 너는 정말 목숨보다 귀한 멋진 친구야.

(5) 너의 목소리만 들어도 난 행복하단다.

(6) 항상 나에게 관심 가져 주어서 진짜 고마워.

(7) 너는 반드시 대성(大成)할 거야.

(8) 내가 너의 등 뒤에서 늘 지켜보면서 응원할게, 힘내.

(9) 나의 모든 기쁜 일들을 항상 너와 함께 나누고 싶어.

(10) 마음이 우울하고 쓸쓸할 땐 항상 너의 얼굴이 가장 먼저 떠올라.

(11) 나는 다시 태어나도 너와 친구가 되고 싶어.

(12) 전진하는 너의 모습, 정말 기대된다.

(13) 우린 서로 태어난 곳과 환경이 모두 다르지만 마지막까지 너와 함께 하

고 싶어.

(14) 모두가 너를 외면해도 걱정하지 마. 나는 언제나 네 곁에서 네 편이 되어
줄게.

(15) 사랑과 우정 사이에서 하나를 택한다면 나는 너와의 우정을 택할 거야.

(16) 너의 부모님은 나의 부모님이고, 나의 부모님은 너의 부모님이야.

(17) 함께 탄 배가 가라앉으면 구명대는 너를 줄 거야.

(18) 너의 당당함에 내가 얼마나 큰 힘을 얻는 줄 몰라.

(19) 힘들면 찾아와. 내가 너와 함께 해줄 테니까.

(20) 내 생애에 있어 너 같이 멋있는 사람이 나의 친구라는 사실이 정말 기뻐.

(21) 가까이 있는 것만으로도 나에게 큰 힘이 된단다.

(22) 너와 나의 우정은 영원히 깨어지지 않을 거야.

(23) 같은 남자가 보아도 너는 참 매력적인 멋있는 친구야.

(24) 사후세계에서도 너와 함께 하길 바란다.

(25) 네가 하는 모든 일이 다 잘 되도록 항상 기도해 줄게, 힘내.


사랑하는 나의 친구가 어렵고 힘들어 보일 때면 언제나 용기를 북돋아 주세
요. 그리고 기쁘고, 즐겁고, 좋은 일이 있을 때 함께 즐거워하며, 친구를 늘 칭
찬해주세요.


## 여성의 아름다운 얼굴을 칭찬해 주세요

(1) 미소와 웃는 모습이 노벨 평화상감이네요.

(2) 동서고금을 막론하고 이렇게 아름다운 분은 처음 뵙네요.

(3) '소녀시대'보다 더 아름다운 미인이시군요.

(4) 빛나는 미모에 눈이 부셔요. 꿈은 아니겠지요.

(5) 예쁜 얼굴 주신 부모님께 효도하셔야겠어요.

(6) 너무 아름다워서 화장품 회사 문 닫겠어요.

(7) 얼굴이 명품이에요. 감정가 1,000억 어때요?

(8) 광채 난 얼굴이라 명동 한복판에서도 금방 찾겠어요.

(9) 얼굴을 보면 볼수록 점점 빠져드는 것 같아요.

(10) 미소 띤 얼굴 오래오래 기억에 남겠어요.

(11) 피부도 곱고 얼굴이 참 동안이시네요.

(12) 귀엽고 고운 얼굴이 매우 환상적이네요.

(13) 얼굴이 너무 아름다워서 부모님이 늘 불안해 하겠어요.

(14) 모든 남성을 휘어잡을 수 있는 매혹적인 눈을 가지셨군요.

(15) 남성들을 많이 울리셨죠?

(16) 갑자기 심장이 쿵덕쿵덕 막 뛰네요. 당신이 최고라는 걸 알겠어요.

(17) 늘씬한 미모와 키에, 모델하시면 '인기 짱'이겠어요.


## 아름다운 마음씨를 칭찬해 주세요

마음속에 있는 속사람의 말을 듣고 칭찬하려면 먼저 경청해야 합니다. 아름다운 착한 마음을 칭찬해 주세요.

(1) 착한 마음씨에 무슨 일을 하셔도 다 잘 되실 분이군요.

(2) 친절하게 대해주셔서 정말 감사드려요. 덕분에 마음이 편안해졌어요.

(3) 오늘은 엄지손가락 한 번 사용해야 되겠네요. 당신이 최고입니다.

(4) 오늘 새로운 좋은 인연이 된 것, 진심으로 영광입니다.

(5) 오늘은 피가 되고 살이 되는 유익한 말씀에 헤어지고 싶지 않네요.

(6) 좋은 분과 만나게 된 것, 저에게 최고 행운의 날입니다.

(7) 양파와 같으신 분이네요. 벗기면 벗길수록 새로운 것이 계속 보이니까 신기해요.

(8) 유머감각이 뛰어난 재미있는 분이네요. 난 개그맨인 줄 알았어요.

(9) 매력적인 외모에 자상한 마음씨까지 갖추셨으니 완벽해요.

(10) 호수에서 춤추는 한 마리 백조 같아요.

(11) 사람의 마음을 설레게 하는 매력을 지녔군요.

(12) 욕심 없으신 걸 보니 법 없이도 사실 분 같아요.

(13) 복이 있는 얼굴에 인격까지 갖추었으니 부러워요.

(14) 하신 말씀을 듣는데 고요히 흐르는 강물처럼 마음이 편안해졌어요.

(15) 사막의 오아시스 같은 오늘 명강의는 모든 사람에게 꼭 필요한 영혼의 양식입니다.

(16) 보면 볼수록 기분이 좋아지는 것을 보니 만나면 만날수록 더 기분이 좋아지겠어요.

(17) 내면의 세계가 아름다우시니까 얼굴까지 아름다우시네요.

(18) 참 좋은 마음을 갖고 계시네요. 정말 최고입니다.

(19) 맑고 밝은 마음씨로 험한 세상 극복하는 마음, 보기 좋아요.

(20) 예의가 바르고 교양이 넘쳐나네요.

(21) 순수하고 아름다운 향기가 나네요.

외모에 대한 칭찬은 보면 알 수 있지만, 속마음을 알려면 먼저 경청해야 그 내면의 아름다운 칭찬으로 영혼을 감동시킬 수 있는 것이다. 진심이 느껴지게 아름다운 마음씨를 칭찬해주세요.


## 남성의 몸매를 칭찬해 주세요

(1) 진짜 미남이세요. 질투 나는데요.

(2) 웃음소리가 성우인 줄 알았어요. 참 매혹적이네요.

(3) 얼굴과 이목구비(耳目口鼻)가 뚜렷하신데 3D처럼 잘 생기셨군요.

(4) 얼굴을 보니 평생에 화를 한 번도 안 내보신 분 같아요.

(5) 얼굴이 따뜻한 느낌을 주는 훈남이세요.

(6) 얼굴은 장동건 뺨치고도 남겠어요.

(7) 지금까지 살아오면서 여자한테 질투 많이 받았겠어요.

(8) 강인한 얼굴에 매력까지 탐나는데요.

(9) 당신의 멋있는 매력 1,000만 불짜리예요.

(10) 남자답고 멋있게 생기셨네요. 그건 불법이에요.

(11) 당신의 멋있는 매력에 왜 내 눈이 멀어지네요. 책임지세요.

(12) 내 부탁 들어줄 수 있죠? 다음에 자주 만나주세요.

(13) 얼굴 인상이 모든 여성이 좋아하는 스타일이네요.

(14) 몸매근육이 금메달감이예요.

"처음 본 당신 때문에 내 심장이 멎었어요. 응급처치해 주세요. 당신과 함께 이 세상을 멋있게 살아보고 싶어요. 존경합니다. 그리고 사랑합니다."

## 직장인을 칭찬해 주세요

(1) 자네가 작성한 보고서를 보니 아주 꼼꼼하게 잘했군. 정말 고맙네.

(2) 인사성이 밝은 자네에게 늘 호감이 가는구먼.

(3) 한 번 실수는 괜찮네. 다음부터는 더 잘하리라 믿네.

(4) 자네는 사람의 기분을 좋게 하는 신기한 재주가 있구먼!

(5) 자네는 반드시 할 수 있어. 다음 달엔 더 좋은 실적이 되길 믿겠네.

(6) 자네는 유일하고 독특한 매력의 소유자일세.

(7) 눈치가 참 빠른 친구군. 분위기를 잘 맞춰주는 모습이 참 보기 좋군.

(8) 자네 아이디어 정말 독특하군. 재미있는 아이디어 계속 보고 싶군.

(9) 자네는 무한한 가능성이 느껴지는 친구야. 계속 지켜보겠네.

(10) 무슨 일이든 자네의 최선을 다하는 모습에 직원들이 다 본받고 싶어 한다네.

(11) 자네는 극한 상황에서도 살아 돌아올 수 있는 강인한 의지를 가졌군.

(12) 자네의 능력은 대기업 오너의 재능이 충분하군.

(13) 자네는 정말 행운의 여신이 도와주는구먼.

(14) 자네는 행운을 불러오는 복이 있는 사람이야. 나에게도 행운을 주게나.

(15) 젊은 나이에 큰 성과를 내다니 정말 대단해.

(16) 이렇게 늦은 시간까지 일하다니 고맙네. 일한 만큼의 보답, 기대하게나.

(17) 어떤 의견이든 자유롭게 이야기하게나. 자네의 젊은 감각을 믿겠네.

(18) 모든 직원이 자네처럼 성실하다면 우리 회사가 큰 회사로의 성장이 쉽게 되겠네.

(19) 자네의 호탕한 웃음소리에 반해서 서로 웃음 흉내를 내는구먼.

(20) 오늘 발표한 프레젠테이션 정말 훌륭했어. 모두 다 마음에 들어하더군.

(21) 빈틈없이 처리해 주어서 정말 고맙네.

(22) 정말 최고네, 최고야! 이 분야에서는 자네를 따라올 사람이 없을 거야.

(23) 자네의 업무처리 과정은 천재야, 천재. 과연 최고야!

(24) 자네들의 헌신적인 노력의 결과로 회사는 더 큰 성공을 거두었다네.

(25) 역시 자네군. 자네 정말 멋져 최고야!

(26) 자네, 정말 대단한걸! 어쩜 기획을 그렇게 잘하지. 무슨 비결이라도 있는 것인가?

(27) 소문과 하나도 다르지 않아. 자네가 해낼 줄 알았지 .

(28) 정말 유능한 친구야. 뭐든지 척척해내니 정말 고맙군.

(29) 자네는 우리 회사의 보물이야. 보물 탐나는군.

(30) 자네처럼 훌륭한 직원과 함께 우리 회사를 더 키우고 싶네.

(31) 자네의 화합의 비법으로 우리 회사 직원 모두 다 기쁘고 즐거운 마음으로 묶어놓았군. 정말 대단하군. 진심으로 고맙네 .


동료나, 부하나, 직원들의 능력을 마음껏 발휘할 수 있도록 칭찬해 주세요.
칭찬은 만물을 살려주는 최고의 보약이랍니다.

## 패션과 맑은 목소리를 칭찬해 주세요

(1) 영혼을 울리는 천상(天上)의 목소리를 갖고 계시네요. 정말 부럽네요.

(2) 맑고 고운 청아한 목소리만 들어도 가슴이 뻥 뚫리고 시원합니다.

(3) 영혼의 말이라, 사람 마음을 끄는 매력이 넘치네요.

(4) 목소리가 환상적이네요. 오페라 하우스에서 듣는 기분인데요.

(5) 사람 마음을 꽉 사로잡는 목소리에 반했어요.

(6) 너무 좋은 목소리라 혹시 목소리 성형수술 하셨어요? 성우하셔도 되겠어요.

(7) 맑고 고운 목소리에 꾀꼬리도 놀라겠어요.

(8) 건강하고 맑은 목소리가 100만 불짜리예요.

(9) 매력 있는 목소리, 무형문화제 제1호로 보호해야 할 것 같아요.

(10) 정말 독특하고 고급스러운 최고의 패션이네요.

(11) 아름다운 몸매에 패션 감각까지 타고나셨어요.

(12) 옷이 날개라는데 오늘은 어디로 날아가시나요?

(13) 옷걸이가 좋으셔서 인형보다 더 잘 어울리시는데요.

(14) 오늘 의상 정말 화려한데요. 청룡영화제 시상식 가시나봐요?

(15) 정장 색상이 아주 잘 어울리네요. 20년은 젊어 보여요.

(16) 태어나서 이렇게 아름다운 의상은 처음 보는데 정말 멋져요.

(17) 어떤 옷을 입으셔도 다 잘 어울리시네요.

(18) 미모에 늘씬한 몸매까지 훌륭하십니다.

# 내가 나를 칭찬해주세요

나 고필준은 우연인지 필연인지 알 수는 없으나, 1975년 10월 18일 저녁 7시 40분쯤 재림 예수님과 첫 대면함으로 인하여 나의 인생길이 180도로 확 바뀌었다. 그 이유는 재림 예수님 입에서 나오는 성경 말씀을 들을 때마다 은혜가 한없이 내 마음속 깊이 흘러들어와 차곡차곡 쌓여 나를 변화시켰기 때문이다.

그동안 재림 예수님을 만나기 전에는 내가 제일 잘 나고, 똑똑하고, 마음 착한 사람이라고 자부하고 살아왔는데, 성경 말씀을 보면서 내 자신의 속을 살펴보니 이 세상을 살아가는 사람 중 고필준의 마음속과 정신 속에는 별의 별 괴물(마귀, 악마, 악령, 귀신)이 무더기로 살고 있는 것을 발견하였다. 나 고필준은 많고 많은 사람 중의 제일 바보 천치이자 멍청이며, 온갖 악한 짓을 다 하는 진짜 나쁜 사람이었다. 왜 나쁜 사람인가 하면 씨앗은 뿌린 대로 거두듯이 내 앞에 불량 청소년이 주변을 난잡하게 하는 것을 보고 갑자기 내 입에서 욕이 밖으로 튀어 나가는데 "야, 이 개새끼야! 야, 이 소새끼야! 야, 이 문둥이새끼들아! 이 사기꾼놈들아!" 하고 더럽고 추악한 말이 따발총처럼 마구 퍼붓고 있었다. 아이들이 다 도망간 후 곰곰이 생각해보니 내 입에서 나간 악한 말이 내 말이니 내가 진짜 악한 사람임을 알게 된 것이다.

그런 후 어떻게 하면 악한 생각이 나지 않을까 하여 고민하던 중 어느 교인이 하는 말, 즉 "재림 예수님 말씀을 듣고 믿고 행하면 악이 빠져나간다." 하여 나도 성경 말씀대로 실천해 보는데 큰 장애물을 쉽게 뛰어 넘을 수는 없었다.

예수님이 말씀하시기를 "내 부모를 죽인 원수까지도 사랑해야 하나님 아들이 된다."고 했다. 그뿐인가요. "목마른 자에게는 물을 주고, 배고픈 자에게는 먹을 것을 주고, 벗은 자에게 입혀주고, 모든 멍에의 줄을 끊어주고, 압제당한 자를 자유롭게 하고, 죄지은 자를 용서해 주라."고 했다. 마태복음 18:21을 보면 그때 베드로가 나와 가로되 "주여! 형제가 내게 죄를 범하면 몇 번이나 용서하여 주리까? 일곱 번까지 하오리까?" 했다. 예수께서 가라사대 "내게 이르노니 일곱 번뿐 아니라 일흔 번씩 일곱 번이라도 할지니라."라고 했다.

이렇듯 나는 7×70 = 490번을 용서하되 조건 없이 용서해 주며 악에 대해서는 어떤 모양이라도 생각하지 않고 항상 기뻐하며, 만인을 사랑하며, 감사하며, 친절하며, 칭찬하라는 재림 주님의 지상 명령을 잘 준행하는 고필준이가 될 것이다.


나는 태극기를 사랑하는 대한민국 사람이다.

나는 자유 대한민국 헌법을 잘 지키는 사람이다.

나는 시기, 질투, 이간질하지 않는 사람이다.

나는 멸시, 천대, 조롱하지 않는 사람이다.

나는 허영, 사치, 낭비하지 않는 사람이다.

나는 빈부귀천을 차별하지 않는 사람이다.

나는 거짓말로 중상모략하지 않는 사람이다.

나는 폭언, 폭행, 싸우지 않는 사람이다.

나는 비방, 비판, 험담하지 않는 사람이다.

나는 소극적인 것을 적극적으로 행동하는 사람이다.

나는 비관적인 것을 낙관적으로 행동하는 사람이다.

나는 부정적인 것을 긍정적으로 행동하는 사람이다.

나는 지구에서 최고로 행복한 사람이다.

나는 동·식물 모두에게 사랑을 베푸는 사람이다.

나는 모든 악한 말을 하지 않는 사람이다.

나는 화를 내거나 신경질 부리지 않는 사람이다.

나는 만인에게 모범이 되는 사람이다.

나는 모든 사람에게 감사와 칭찬하는 사람이다.

나는 돕고 배려와 봉사하는 사람이다.

나는 훌륭한 성품을 가진 축복받은 사람이다.

나는 악한 생각으로 남에게 댓글 방해를 하지 않는 사람이다.

나는 상대방의 단점을 보강하고 장점만 말하는 사람이다.

나는 모든 사람들에게 희망을 주는 사람이다.

나는 살아있는 생명의 말만 하는 사람이다.

나는 자연 환경을 잘 보호하는 사람이다.

나는 항상 웃으며 대자연에 감사하는 사람이다.

나는 원수를 사랑하는 사람이다.

나는 스트레스를 만들지도 않고, 스트레스를 주지도 않고, 받지도 않는다.

나는 상처를 주지도, 상처를 받지도 않고, 상처를 만들지 않는다.

나는 화를 만들지도 않고, 화를 주지도 않고, 화를 받지도 않는다.

나는 내 몸을 아끼듯 만인을 사랑하는 사람이다.


내가 나를 반복적으로 칭찬해 주지 않으면 절대 타인을 칭찬할 수가 없기 때문에 네 자신 속사람에게 먼저 위대한 정신의 소리를 매일매일 반복해서 들려주게 되면 자신의 뇌에서 자기 자신을 믿게 되고 또 자신을 재발견하여 자신에게 참사랑하듯 상대방에게도 성심성의를 다하여 사랑하고, 감사하고, 칭찬할 수 있는 것이다.

# 감사하는 곳엔
# 악마(惡魔)가 살 수 없다

제8장

# 감사하는 곳엔 악마(惡魔)가 살 수 없다

## 참 감사하는 방법

여호와께 감사하라 그는 선하시며 그 인자하심이 영원함이로다  **- 시편 107:1**

16 항상 기뻐하라 17 쉬지 말고 기도하라 18 범사에 감사하라 이것이 그리스도 예수 안에서 너희를 향하신 하나님의 뜻이니라  **- 데살로니가전서 5:16∼18**

필자는 지금껏 살아오면서 자신에게 득이 되거나 도움을 받을 때만 "감사합니다, 고맙습니다."라고 말을 했는데, 언제인가 성경말씀을 읽어가는 중 아무 죄도 없이 만인들을 위하여 십자가에 못 박히신 예수님을 발견한 후 참 깨달음을 얻었다. 그래서 참 감사란 선과 악, 긍정과 부정 등 모든 생사화복에 관계없이 범사에 일어나는 모든 일에 감사해야만 진정한 참 감사가 된다는 것을 깨달

은 것이다. 또 사람의 속사람(마음)에 무엇이 숨어있고 없는지를 아무도 알 수
없기 때문에 만물을 보는 것과 타인의 입을 통해 나오는 내면의 세계를 실상처
럼 볼 수 있다. 그렇기 때문에 외부로부터 일어나는 모든 사건사고가 발생한 것
들을 보거나, 듣거나, 느끼거나, 체험함으로써 어떤 것이 바른 것이고, 어떤 것
이 잘못된 것인지를 분별할 수가 있다. 따라서 타인들의 행동이 바르고 잘된 것
은 나의 참된 양식으로 정신을 살찌게 만들고, 타인들의 잘못된 일들은 생명이
없는 죽은 것이니까 '나는 저와 같은 잘못된 행동들을 절대로 따라하지 말자.'
하고 깨닫는 것이다.


## 이렇게 감사하라


억울하게 누명을 쓰고 옥살이를 해도 감사, 보증서주고 집이 망했을 때도 감
사, 하는 일마다 실패해도 감사, 불치병이 생겨도 감사, 강간을 당해도 감사, 대
박이 나도 감사, 쪽박을 차도 감사, 괴로워도 감사, 즐거워도 감사, 공부 잘해
도 감사, 공부를 못해도 감사, 키가 작아도 감사, 키가 커도 감사, 잘 걸어 다녀
도 감사, 걷지 못해도 감사, 넘어져서 다쳐도 감사, 뼈가 부러져도 감사, 잘 먹
어도 감사, 먹지 못해도 감사, 술이 취해도 감사, 정신이상자도 감사, 벙어리가
되어도 감사, 귀가 먹어도 감사, 장님이 되어도 감사, 사기를 당해도 감사, 돈을
많이 벌었어도 감사, 핸드폰을 분실해도 감사, 강도당해도 감사, 공부 잘해도
감사, 꼴등을 해도 감사, 성폭행당해도 감사, 치욕을 당해도 감사, 승진되어도
감사, 강등당해도 감사, 대장이 되어도 감사, 졸병이 되어도 감사, 내가 바람을
피워도 감사, 돈이 잘 벌려도 감사, 돈을 잃어버렸어도 감사, 똥오줌 세례를 받

아도 감사, 쓰레기를 아무데나 버려도 감사, 청소를 깨끗이 해도 감사, 험담을 들어도 감사, 비판받아도 감사, 복수를 해도 감사, 복수를 당해도 감사, 못생겼어도 감사, 잘생겼어도 감사, 시험을 못 쳐서 떨어져도 감사, 합격해도 감사, 바보 같은 아들이 되어도 감사, 교통사고로 팔을 잃어버려도 감사, 누워서 똥오줌을 싸도 감사, 치매에 걸렸어도 감사, 중풍이 걸렸어도 감사, 의식불명이 되었어도 감사, 복수를 당해도 감사. 모든 것이 감사하니까.

대부분의 사람들은 "저 사람 정신 나갔구먼, 미쳤어, 정말 미쳤다니까, 말도 되지 않은 것들에게 감사한다."고 바보나 등신 취급하는 경우가 있는데, 그 사람들은 그저 단편적으로 곁에서 본 것으로만 판단하기 때문이다.

본인 스스로의 깊은 내면을 깨닫게 하기 위한 방법은 이렇다. 바로 감사, 감사하는 것이다. 왜냐하면 자기 자신을 세밀하게 분석해봤을 때 '내가 왜 사기를 당했지, 왜 도둑을 맞았지, 왜 불치병이 생겼지, 왜 사건사고가 발생했지, 왜 나에게 이런 불행이 왔지.' 하고 원망도 되고, 화도 나고, 짜증도 난다. 하지만 '씨앗은 뿌린 대로 거둔다.'는 진리의 말이 있듯이 사건이나 사고 나는 모든 것은 내가 잘못 생각하거나 잘못 행동을 해서 일어난 것들이다.

왜 나에게 불치병이 생겼는지에 대해서 자세하게 분석해보면 평소에 운동 부족이나 불규칙한 식생활, 부정적인 생각을 한 것, 과음, 과식, 흡연으로 인하여 고질적인 불치병이 발생한 것이다. 그렇기 때문에 우리는 이러한 원인들을 고맙고 감사한 마음으로 바꾸어 생각해야 한다. 만약 불치병이 발생하지 않았다면 무절제한 행동이 계속되어 더 큰 불행으로 다가온다. 우리가 매번 고맙고 감사한 마음으로 생각을 바꾸면 이런 불행을 사전에 예방할 수가 있을 것이다.

# 감사하면 불치병이 치유된다

감사하는 가정에는 불평불만이 없어지고, 시기나 질투, 이간질이 사라지며, 험담과 비방, 다툼, 싸움 등이 모두 다 사라지면서 만사형통하게 된다.

감사하면 …… 괴로움, 근심, 걱정이 사라진다.

감사하면 …… 면역기능이 활발하게 움직인다.

감사하면 …… 업무능력과 큰 생산성 효과를 준다.

감사하면 …… 좋은 인간관계를 향상시켜 준다.

감사하면 …… 나쁜 댓글을 다는 악한 마음이 사라진다.

감사하면 …… 스트레스 발생 원인을 막아준다.

감사하면 …… 하늘의 깨달음이 연속된다.

감사하면 …… 욱하는 급한 성격이 변화된다.

감사하면 …… 만물이 사랑스러워진다.

감사하면 …… 불행 끝 행복이 시작된다.

감사하면 …… 원수지간이 형제 사이로 바뀐다.

감사하면 …… 삶의 질이 최상으로 바뀌게 된다.

감사하면 …… 동물과 식물들이 사람에게 순종한다.

감사하면 …… 불행한 삶이 행복한 삶으로 바뀐다.

감사하면 …… 불통된 사람과의 대화가 소통이 된다.

감사하면 …… 시기나 질투, 이간질하는 사람이 없어진다.

감사하면 …… 불평불만과 분노하는 자가 사라진다.

감사하면 …… 비방이나 비판, 험담하는 자가 없어진다.

감사하면 …… 다투거나 싸움하는 자가 없어진다.

감사하면 …… 약물중독자가 없어진다.

감사하면 …… 음주운전자가 없어진다.

감사하면 …… 모든 사기꾼이 없어진다.

감사하면 …… 살인과 폭력자가 없어진다.

감사하면 …… 보복하는 운전자가 없어진다.

감사하면 …… 세계전쟁이 없어진다.

감사하면 …… 데모하는 사람이 없어진다.

감사하면 …… 총파업하는 자들이 없어진다.

감사하면 …… 모든 국경이 없어지고 인종차별이 없어진다.

감사하면 …… 황인, 백인, 흑인의 마음이 하나로 통일된다.

감사하면 …… 두려움과 불안, 초조함이 사라진다.

감사하면 …… 너와 내가 한 형제가 된다.

감사하면 …… 진실한 친구가 많이 생긴다.

감사하면 …… 바보가 천재가 된다.

감사하면 …… 모든 갈등이 없어진다.

감사하면 …… 위대한 사람으로 바뀐다.

감사하면 …… 충, 효, 예를 존중한다.

감사하면 …… 온 천지에 밝은 미소가 가득 채워진다.

감사하면 …… 소극적인 것이 적극적으로 바뀌게 된다.

감사하면 …… 비관이 낙관으로 바뀌게 된다.

감사하면 …… 부정적인 사고가 긍정적인 사고로 바뀐다.

감사하면 …… 상대의 단점은 사라지고 장점만 보인다.

감사하면 …… 삼재도 도망간다.

감사하면 …… 불치의 병이 치유된다.

감사하면 …… 거짓말은 사라지고 진실한 것만 살아남는다.

감사하면 …… 얼굴이 밝고 고운 꽃으로 변한다.

감사하면 …… 타인이 감격과 감동을 받는다.

감사하면 …… 모든 일에 열정적이고 적극적으로 바뀐다.

감사하면 …… 바라는 모든 소원을 이룰 수 있다.

감사하면 …… 비관적인 자살자가 줄어든다.

감사하면 …… 조직폭력배가 없어진다.

감사하면 …… 깡패가 없어진다.

감사하면 …… 절도, 강도가 없어진다.

감사하면 …… 사기꾼이 없어진다.

감사하면 …… 모든 질병이 생기지 않는다.

감사하면 …… 모든 가짜 약이 사라진다.

감사하면 …… 모든 불량제품을 만들지 않는다.

감사하면 …… 재벌보다도 더 마음의 부자가 된다.

감사하면 …… 뇌물을 주는 자가 없어진다.

감사하면 …… 부정부패가 사라지고 청렴결백한 자만 남게 된다.

감사하면 …… 지구환경을 잘 보존한다.

감사하면 …… 욕심이 사라지고 봉사하는 마음으로 바뀐다.

감사하면 …… 잠재능력이 깨어나 도인이 된다.

감사하면 …… 이혼 없이 백년해로할 수 있다.

감사하면 …… 괴롭던 삶이 즐거운 삶으로 바뀐다.

감사하면 …… 윗사람을 공경하는 효자, 효녀가 많이 태어난다.

감사하면 …… 마음이 고요해지고 육신이 편안해진다.

감사하면 …… 굳었던 마음이 눈 녹듯 녹는다.

감사하면 …… 하늘의 축복을 한없이 받을 수 있다.


## 당신이 나를 깨우쳐준 선생님이십니다. 감사합니다.

나는 내가 나를 관찰할 수도, 볼 수도 없기 때문에 당신의 행동 하나하나를 관찰하면서 내가 나를 깨달하야 한다. 그래서 당신은 나의 얼굴이면서 거울 역할을 합니다.

당신은 나의 인도자입니다.

당신은 나의 주인이면서 길라잡이입니다.

당신은 나의 진정한 스승(선생)님이십니다.


나에게 막말하며 침을 뱉어도 나는 감사합니다.

양복을 입고 약속장소로 가는 도중에 갑자기 똥바가지로 똥물세례를 받았어도 감사합니다.

치매나 불치병 암에 걸렸어도 나는 감사합니다.

100만 원 현금을 인출하여 나오는데 소매치기를 당했다 해도 나는 감사합니다.


'내가 왜 교통사고가 났지? 과속하다가 사고가 났으니 이젠 조심해야지, 내가 왜 입이 돌아갔지? 차가운 돌을 베고 잤구나. 정말 조심해야지, 내가 간암 말기라고? 술과 음식을 많이 먹어서 온 병이 났으니 내가 주의해야지.' 하고 깨달아야 한다.

※ 만약 대형사고가 났다고 하자. 내가 성질을 내거나 화를 내면 울화가 치밀어 올라와 화병이 생기게 되면 심장병으로 와전된다. 그러면 그때부터 병원신세를 져야 한다. 생각만 해도 끔찍할 것이다. 그래서 나는 어떤 사건사고에도 화내거나 짜증내거나 신경질내지 않겠다.

작은 것이든 큰 것이든 화를 내면 내 몸속에 악의 씨앗을 심는 것이 된다. 한 번 화낼 때마다 씨앗이 자라 점점 커지면서 어느 순간에 아주 악한 사람으로 성장되어 영원한 범죄인으로 살아갈 수도 있다. 그래서 이 책을 읽는 순간부터 스스로 변화를 해야 한다. 예를 들어 귀중한 물건을 강도에게 빼앗겼어도, 가족이 집단 폭행을 당하고 억울한 일을 많이 당해도 화내거나, 짜증내거나, 신경질 내지 말고 "고맙습니다, 감사합니다." 해야 한다.

그렇게 할 수 있는 원동력은 어디에서 나올까? 그 이유는 내 입에서 막말이나, 갖은 폭언이나, 고소, 고발하는 것은 상대방이나 나나 똑같은 더러운 사람이 되기 때문이다. 하지만 내가 사건사고나 상대방의 잘못된 행실을 통하여 새로운 것을 배웠으므로 "감사합니다." 해야 하는 것이다.

사건사고를 당했는데 무엇을 어떻게 배웠단 말인가? 자세히 분석해보면 깨끗한 옷을 입고 가다가 똥물세례를 받았어도 '감사합니다.' 하는 것은 '그 행위가 악하고, 나쁜 것이니 나는 그와 같이 나쁜 짓을 하지 말자.'고 배웠으니 배운 것 자체는 선생님이다. 그러므로 선생님으로부터 배웠기 때문에 나는 선생님에 대한 예우를 하여 '감사합니다.' 하는 것이다(152페이지 '이렇게 감사하라' 참조).

제9장

# 웃음은 지상 최고의 운동이다

## 웃음은 악마가 제일 싫어한다

웃음은 아기가 뱃속에서 호흡할 때 태식(胎息)호흡을 하듯 웃기만 하면 자연히 복식호흡(腹式呼吸)이 된다.

따라서 호탕하게 웃게 되면 심장박동이 배로 증가되면서 산소 공급도 배로 증가된다. 그러면 소화가 잘 되고, 긴장(緊張)이 완화되면서 원활한 혈액순환과 혈압 또한 정상으로 돌아온다. 그 이유는 웃을 때 우리 몸 650개 근육 중 231개의 근육이 움직이면서 206개의 뼈를 강하게 자극시키고, 아울러 얼굴 근육 15개를 함께 움직여 준다.

웃음은 최고의 운동이다. 때문에 우리는 될수록 많이 웃어야 한다.

# 긍정적이고 건강한 천사의 밝은 웃음

부교감(副交感) 신경이 자극을 받아 병을 치유시킨다.

(1) 엔도르핀(Endorphine)과 엔케팔린(Enkephalin)의 생성으로 모든 통증이 억제된다.

(2) NK-call(자연 살상) 세포의 증가로 암도 치료가 된다.

(3) 인터페론 감마(Interferon-γ)의 분비를 증가시킨다.

(4) 침샘에서 면역(免疫) 항체인 1gA 농도가 증가한다.

(5) 동맥(動脈)이 이완되고, 혈액순환이 잘 되어 혈압이 낮아진다.

(6) 소화 호르몬이 축적되어 음식물의 소화를 도와준다. 천연 소화제이다.

(7) 정력이 강화되어 오줌이 잘 나온다.

(8) 긴장을 풀어주고, 혈액순환을 도와주므로 질병에 대한 저항력을 증가시켜서 무병장수할 수 있다.

(9) 스트레스와 극한 분노(憤怒)로 긴장된 얼굴과 목 신체의 근육을 이완시켜준다.

(10) 심장박동수가 배로 증가되고, 폐 속에 남아 있던 나쁜 공기를 바르게 밖으로 배출시킨다.

## 〈밝은 웃음의 종류〉

(1) 미소(微笑) : 소리 없이 방긋방긋 웃는 웃음

(2) 대소(大笑) : 크고 넓고 호쾌하게 웃는 웃음

(3) 홍소(哄笑) : 얼굴이 빨개질 때까지 계속 웃는 웃음

(4) 유소(乳笑) : 천진난만한 앳된 애기 웃음

(5) 폭소(爆笑) : 갑자기 폭발하듯 터져 나오는 웃음

(6) 박장대소(拍掌大笑) : 집이 무너질 듯 손뼉을 치며 크게 웃는 웃음

(7) 양소(良笑) : 기분이 좋아 한참동안 웃는 웃음

(8) 쾌소(快笑) : 상쾌하고 즐겁게 웃는 웃음


일소일소(一笑一少) : 한 번 웃으면 한 번 젊어진다.


## 부정적인 악마(惡魔)들의 어두운 웃음

짜증난 비웃음에 교감신경(交感神經)이 자극을 받으면 질병이 생긴다.


(1) 소화(消化) 장애를 일으킨다.

(2) 질병에 대한 저항력(抵抗力)이 떨어진다.

(3) 심장을 크게 상하게 하고, 모든 장기(臟器) 5장6부에 해(害)를 끼친다.

(4) 대·소변(大·小便)의 불통(不通)이 생긴다.

(5) 신체 전반적으로 근육이 위축되어 모든 순환에 장애를 가져온다.

(6) 정력이 감퇴되어 전립선이 생긴다.

(7) 머리카락이 쭈뼛 서며 피부의 모공이 막힌다.

(8) 노르아드레날린(Noradrenalin)이 빠르게 분출되고, 심장박동이 빨라지며, 혈압이 상승한다.

(9) 독성물질(毒性物質) 분비로 노화(老化)가 촉진되고, 수명(壽命)이 단축된다.

(10) 부신피질이 증가하여 전력을 다해 도망치는 태도를 취한다.

(11) 모든 질병을 탄생시킨다.


### 〈어두운 웃음의 종류〉

(1) 자소(自笑) : 나의 잘못으로 내 자신에게 어이없게 비웃는 웃음

(2) 비소(非笑) : 남을 비판하며, 비난조로 내뱉는 가증스런 웃음

(3) 냉소(冷笑) : 쌀쌀맞게 차갑게 웃는 웃음

(4) 고소(苦笑) : 허무할 때, 손해 입었을 때의 쓴웃음

(5) 조소(嘲笑) : 조롱하며 빈정거리며 비웃는 웃음

(6) 실소(失笑) : 내 실수로 어처구니없이 웃는 웃음

(7) 지소(指笑) : 손가락질하면서 비웃는 웃음

(8) 간소(奸笑) : 간사하게 웃는 웃음

(9) 경소(輕笑) : 남을 업신여기는 웃음


일노일로(一怒一老) : 한 번 화내면 한 번 늙어진다.


# 웃음으로 하는 전신운동 방법


웃는 방법을 습관이 될 때까지 하라. 그리하여 터득이 되면 모든 불치병에서 해방되고, 남은 인생동안 좋은 일, 즐거운 일, 행복한 일만 있게 된다.

처음 시작하는 사람은 소리를 내어서 습관(習慣)을 시키되 어느 정도 습관이 되면 무음(無音)으로 연습해도 무방하다. 단, 호흡은 한 호흡으로 한다.

먼저 상상을 하되 자기 자신이 경험한 것 중에서 자연환경(산, 들, 강물, 바다)의 맑고, 밝고, 아름다운 배경과 동·식물 등 생생하게 살아있는 것을 느끼면서 해야 한다. 단, 숨을 마실 때에는 자기가 상상한 자연 에너지가 온 몸 전체로 들어오는 것을 느끼면서 해야 된다.

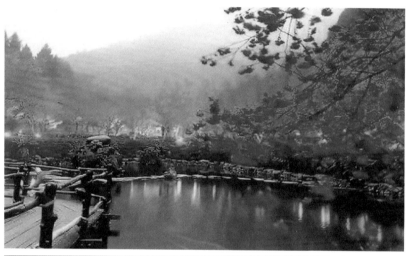

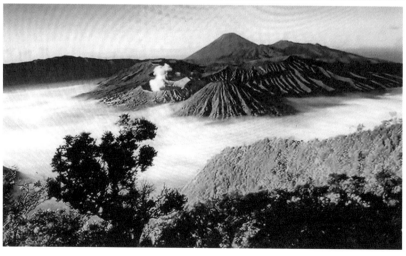

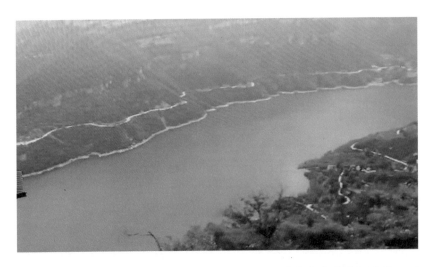

　두 번째, 숨을 들이마실 때 편안한 마음으로 숨을 천천히 마시되 눈동자는 의식적으로 단전(丹田)에서 시작하여 배꼽, 가슴, 목, 머리, 발끝까지 동시에 호흡으로 가득 채운 다음, 숨을 멈춘 상태에서 근육에 최대한 강한 힘을 주면서 응축시킨다. (3초~30초)

　세 번째, 숨을 내쉴 때에는 몸속에 있는 좋은 에너지는 그대로 두고 나쁜 독소만 밖으로 다 빠져나가는 것을 확실하게 느끼면서 내뿜는다. 숨을 다 내쉰 다음, 그 상태에서 숨을 멈추고 집중적으로 단전에 강하게 힘을 주어 응축시킨다. (3초~30초)

　네 번째, 매일(每日) 조석(朝夕)으로 시간을 정해 놓고 연습하되 처음부터 무리하게 하지 말고 3번, 5번, 10번, 30번 정도로 증가시키다 보면 어느새 큰 능력자가 된 것을 스스로 느낄 수 있다.

　다섯 번째, 습관이 되면 소리를 내지 않고 무음으로 하여도 효과는 같이 나타난다. 연습 장소에 큰 구애를 받지 않고 할 수 있다. 버스나 전철, 기차, 휴식을 취할 때에도 할 수 있다.

여섯 번째, 유음이나 무음으로 웃는 습관이 잘 되게 되면 모든 고질적인 질병을 퇴치하여 무병장수할 수 있다.

하…… 하…… 하…… 하…… 하…… 하

히…… 히…… 히…… 히…… 히…… 히

후…… 후…… 후…… 후…… 후…… 후

헤…… 헤…… 헤…… 헤…… 헤…… 헤

호…… 호…… 호…… 호…… 호…… 호

감…… 사…… 합…… 니…… 다……

고…… 맙…… 습…… 니…… 다……

사…… 랑…… 합…… 니…… 다……

나…… 는…… 할…… 수…… 있…… 다

병…… 이…… 다…… 나…… 았…… 다

나……는…… 행…… 복…… 합…… 니……다

## 거울을 보면서 밝은 표정이 될 때까지 연습하라

거울 앞에서 마음을 평안하게 하고, 좋은 표정을 지을 수 있도록 입술 꼬리를 살짝 위로 올려 볼 근육 운동을 열심히 하여 매력적이고 아름다운, 웃는 모습을 만든다. 그리고 그 모습 그대로 계속 반복하여 습관이 될 때까지 연습한다.

급한 마음에 더 빨리 웃는 표정으로 바꾸려면 그대로 10~15초 동안 지속시키다보면 마음과 얼굴에서 에너지가 온몸으로 퍼지는 느낌을 느끼게 된다.

웃는 얼굴을 오래 간직하면 간직할수록 그 힘은 대단할 것이며, 더 나아가서는 아주 당당하고 자연스럽게 미소짓는 사람이 될 수 있다.

누가 보아도 자신 있고 능력 있어 보이는 것이다.

이것이 바로 웃음의 운동이고, 능력이다. 더 나아가 우리 몸에 있는 모든 질병, 즉 불치의 병이나 심지어 암(癌)덩어리까지도 녹여주는 힘의 원천(源泉)이 된다.


## 한바탕 땀나게 웃었더니 기분 최고!

한바탕 크게 웃으면 눈이 뻥 뚫린 느낌과 동시에 정신이 맑아지고 두통이 간 곳이 없다. 그리고 하루 종일 스트레스로 쌓인 피로가 감쪽같이 사라진 것을 즉석에서 느낄 수 있다.

또한 웃음의 강도가 더욱 강하게 되면 고혈압과 당뇨 수치가 떨어지고 저혈압 수치는 올라가서 균형을 잡아준다. 참을 수 없는 심한 통증을 유발하는 암의 통증이나 관절염의 경우에도 통증이 많이 완화된 것을 스스로 느낄 수 있을 것이다. 그렇기 때문에 웃는 방법(소리 내는 것과 소리 내지 않는 2가지 방법)을 자기 것으로 완전히 습관화시켜 놓으면 언제, 어느 곳에서나 자유자재로 활용할 수 있다.

아플 때, 무기력할 때, 괴로울 때, 짜증날 때, 스트레스 받았을 때 웃으라고 하면 웃음이 나오겠는가? 나오지 않는다. 이럴 때 1~3분 동안 앞에 제시해 놓은 방법대로 웃다보면 전신의 피로가 싹 풀어지는 것을 본인 스스로 느낄 수 있을 것이다.


## 웃음은 나를 살려주는 명약이다

사람들이 기쁘고, 즐겁고, 행복할 때 웃는 것은 자연스런 천연 보약 같은 웃음이다. 반면 슬프고, 외롭고, 괴롭고 불행할 때에는 웃음보다는 눈물을 흘릴 때가 더 많다. 그러나 모든 일이 잘 되었을 때 웃는 것, 또는 잘 안 되었을 때 웃는 것은 그 효과가 똑같이 나타나기 때문에 웃는 방법을 터득하여야 한다. 많이 웃으면 본인의 앞날에 밝은 빛이 영원히 비쳐줄 것이다.


웃음은 …… 에너지 충전소이다.

웃음은 …… 사람의 기운을 넘치게 해준다.

웃음은 …… IQ를 증가시켜준다.

웃음은 …… 불면증을 치료해주는 수면제이다.

웃음은 …… 고통, 슬픔, 괴로움을 잊게 해준다.

웃음은 …… 초집중력을 높여주는 도구이다.

웃음은 …… 자신들 영혼의 피로 회복제이다.

웃음은 …… 밝은 미소를 띠는 얼굴로 바꾸어준다.

웃음은 …… 나를 지켜주는 수호신이다.

웃음은 …… 아이디어 제조기이다.

웃음은 …… 어떤 불치병도 치유시켜 준다.

웃음은 …… 무병장수를 만들어준다.

웃음은 …… 절망에서 희망으로 바꾸어준다.

웃음은 …… 모든 소원을 성취시켜 준다.

웃음은 …… 성공의 지름길이다.

웃음은 …… 불행이 끝나고 행복 시작이다.


## 부정적인 생각이 날 때마다 웃으면 '긍정'으로 바뀐다

- 시기, 질투, 이간질하고 싶을 때 웃어라.
- 유언비어, 비방, 비판하고 싶을 때 웃어라.
- 험담, 중상모략, 거짓말하고 싶을 때 웃어라.
- 부정·소극이고 비관하고 싶을 때 웃어라.
- 단전호흡이 안 될 때 웃어라.
- 두렵고, 떨리고, 무섭고, 허약할 때 웃어라.

- 용기와 배짱이 없을 때 웃어라.

- 불안하고, 근심과 걱정, 고민이 있을 때 웃어라.

- 노래의 달인이 되고 싶다면 웃어라.

- 폭행, 폭력, 강도짓하고 싶을 때에 웃어라.

- 희망이 없어 우울하고 자살하고 싶을 때 웃어라.

- 이혼하고 싶을 때 웃어라.

- 피 터지게 싸우고 싶을 때 웃어라.

- 온몸의 기운이 없을 때 웃어라.

- 많은 뇌물로 유혹할 때 웃어라.

- 척추가 굽었을 때 웃어라.

- 도적질, 사기도박, 남의 가정을 파멸시키고 싶을 때 웃어라.

- 성폭행하고 싶은 충동이 일어날 때 웃어라.

- 잘못된 길로 가고 싶을 때 웃어라.

- 강간하고 싶을 때 웃어라.

- 머리가 멍할 때 웃어라.

- 성공하고 싶을 때 웃어라.

- 상대와 말하기 전 웃어라.

- 원수를 미워할 때 웃어라.


## 고질적인 불치병이라도 웃으면 치유된다

소화불량, 위궤양, 위염, 위산과다, 복통, 만성소화불량, 위장암, 구내염, 가래, 기침, 해수, 천식, 각혈, 구강암, 호흡기 질환, 폐병, 폐암, 갑상선암, 임파선염, 치통, 풍치, 잇몸질환, 안구건조증, 시력저하, 백내장, 녹내장, 눈충혈, 야뇨증, 난시, 원시, 근시, 노안, 피부질환, 아토피, 기미, 주근깨, 검버섯, 피부암, 여드름, 알레르기, 비염, 축농증, 콧병, 무좀, 습진, 가려움증, 뇌졸중, 중풍, 파킨슨병, 뇌종양, 반신불수, 사지마비, 빈혈, 수전증, 치질, 치루, 직장암, 결장암, 설사, 변비, 이질, 대변하혈, 생리통, 냉대하, 자궁, 자궁근종, 소변불통, 신장염, 신장결석, 조루증, 방광염, 양기 부족, 요도염, 전립선염, 부종, 유방암, 발육부진, 심장병, 심근경색, 심장판막증, 심장발작, 골다공증, 근무력증, 가슴통증, 관절염, 허리통증, 어깨통증, 골연화증, 디스크, 간암, 간염, 간경화, 비만, 동맥경화, 고혈압, 저혈압, 당뇨, 관상동맥, 부정맥, 중풍, 치매 등 모든 불치병자들은 웃어라! 웃으면 내 몸속에 숨어있던 고질적(마귀, 악령, 악신)인 병이 치유된다.

## '웃음은 최고의 치료법' — 면역, 어떻게 키울까

"면역은 최고의 의사이자 치료법이다."

히포크라테스가 남긴 이 말은 시대(時代)를 막론하고 통하는 진리(眞理)이다. 사람의 몸은 지금 이 순간에도 끊임없이 외부(外部) 미생물들의 침입으로 시달리고 있다. 또한 암세포와 같은 내부(內部)의 적도 기회를 노리고 있다. 몸의 면역기능이 약해지면 언제라도 사람의 몸은 질병(疾病)의 공격 대상이 된다. 아무리 현대의학이 발전한다 하더라도 평소에 면역을 길러 병(病)을 예방하는 것보다 확실한 처방은 없다. 건강은 바로 면역에서부터 출발한다고 의학계는 입을 모은다. 웃으면 면역이 강화된다.

**■ NK 세포, 암세포 공격 능력 우수 =** 인체에 침입하는 병균은 1차적으로 피부와 점막이 막는다. 그러나 이를 뚫고 들어오는 침입자들이 있기 마련이다. 이때부터는 백혈구가 처리한다.

백혈구는 크게 과립구와 림프구 두 가지로 나뉜다. 이 둘은 각각 정해져 있다. 과립구는 주로 덩치가 큰 세균을, 림프구는 미세한 바이러스와 암세포를 제거한다. 과립구는 면역의 파수꾼이다. 평소 혈관을 돌아다니면서 세균이나 이물질을 발견하면 달려들어 먹어 치운다. 그러나 자신이 처리하지 못하는 침입자를 만날 경우 림프구에 도움을 요청한다. 림프구에는 T세포와 B세포, NK세포 등이 있는데 최근 NK세포가 암세포를 공격하는 능력이 뛰어난 것으로 밝혀졌다.

**■ 스트레스가 면역 약화의 주범 =** 스트레스는 임파구의 활동력을 저지시키고 과립구를 증식시킨다. 면역시스템은 자율신경계의 지배하에 있는데, 이중 임파구는 교감 신경에, 과립구는 부교감 신경에 영향을 받기 때문이다.

반대로 몸이 지나치게 안정이 될 경우 림프구가 비정상적으로 증가해 문제를 일으킨다. 과도한 양의 림프구는 아토피성 피부염, 기관지 천식, 알레르기성 비염 등 알레르기 질환을 일으킨다. 또 바이러스의 침입에 과잉 반응을 보여 가벼운 감기에도 심한 고열과 염증을 일으킨다. 따라서 스트레스는 피하면서 인체에 적당한 자극을 주는 것이 필요하다. 환경오염도 면역 약화의 주 요인이다. 환경 호르몬과 유독 화학물질은 면역 체계를 직접 공격한다. 면역세포는 활발한 분열을 하기 때문에 외부 오염물질에 의해 손상되기 쉽다. 방사선을 쬐면 죽는 것도 면역 체계가 파괴되기 때문이다.

약의 남용도 면역력을 약화시킨다. 특히 사용에 주의해야 한다. 스테로이드제는 항원·항체 반응을 억제함으로써 염증의 발생을 막고 가려움증을 없애준다. 따라서 장기간 사용할 경우 항체 생산 기능이 떨어져 면역력이 약화될 수 있다.

## 면역력 강화의 지름길

"웃으면 복이온다."는 말은 과학적인 근거가 있다. 웃을 때 몸에서는 '도파민'이라는 신경절단 물질이 분비된다. 혈액 속으로 분비된 도파민을 백혈구가 직접 자극해 활성화시킨다. 억지로 웃을 때도 효과가 있다. 도파민은 만족스럽거나 기대에 부풀어 있을 때도 분비된다.

균형있는 식단은 면역 강화의 지름길이다. 면역세포와 항체의 구성성분인 단백질을 충분히 섭취해야 한다. 비타민과 무기질은 면역 기능 활성에 관여, 체내 면역 기능에 영향을 미친다. 비타민 B군 중 피리독신(비타민 B6)이 결핍되면 면역 세포인 림프구가 제대로 생성되지 않으며, 엽산이 결핍되면 식균작용이 제대로 이루어지지 않는다. 황산화 기능이 있는 비타민 A, C, E의 섭취는 T림프구 기능을 정상화하는 데 필요하다. 무기질 중에서 구리, 철분, 마그네슘, 아연, 망간, 셀레늄도 결핍 시 면역기능을 저하시킨다.

- 양도원 기자, 〈한국경제신문〉, 2014년 3월 24일 수요일자

# 바른 척추는
# 무병장수의 길

# 제10장
# 바른 척추는 무병장수의 길

## 척추란?

철근 같은 뼈 206개로 지은 구조물로서 인체의 대들보(주춧돌)라 한다. 206개의 뼈로 조합된 골격은, 인체를 이루는 견고한 구조물이다. 척추는 몸의 형태를 갖게 하여 뇌, 척수, 내장 등 인체기관을 보호하고, 뼈에 붙어있는 골격근에 지렛대를 제공함으로써 움직일 수 있도록 하는 중요한 장기이자 조직이다.

연세대학교 박경 교수(해부학)는 "두개골 22개, 추골 26개, 늑골 24개, 흉골 1개, 상지골 64개, 하지골 62개, 귓속의 이소골 7개, 혀골 1개 등 206개로 보는 것이 가장 타당하다."고 말하였으며, 카톨릭의대 문명상 교수(정형외과)는 "뼈의 무게는 체중의 10% 정도가 된다."고 말하고 "뼈는 몸의 형태를 이루고 장기를 보호하는 것 이외에도 뼛속의 골수에서 적혈구, 백혈구, 혈소판 등을 만드는 조혈(造血) 기능과 칼슘(체내 칼슘의 99%), 인, 마그네슘, 나트륨 등 광물질의 저장고로서 생체 내 환경을 조절, 유지하는 중요한 역할을 하는 곳"이라

말하였다.

따라서 앉으나, 서있거나, 걸을 때 바른 자세를 유지할 때에는 어떠한 세균도 병을 일으킬 수 없지만 사람이 살아가면서 경험하는 크고 작은 사고나 나쁜 생활 습관, 한쪽으로 치우치는 운동, 운동 중 부상, 각종 스트레스 등으로 깨닫지 못하는 사이에 척추는 틀어져서 무리를 받게 된다. 이때부터 세포는 제 기능을 하지 못하고 면역력, 저항력이 떨어지면서 세균들의 공격을 받게 되어 몸의 세포가 점점 쇠약해지면서 암 또는 각종 질병들이 생길 수 있는 것이다.

## 이소가이 교정 벨트를 착용하면 새 힘이 솟아난다

척추가 비뚤어졌기 때문에 병이 생기는 것은 결코 아니다. 다만, 비뚤어진 자세가 오랜 습관이 될 때부터 척추의 뼈가 변이되면서 이름 모를 여러 가지 질병이 발병하게 되는 것이다.

그러므로 우리 인체구조는 좌우 대칭이 조화를 이루어 신경과 근육, 뼈를 바르게 교정하였다 할지라도 단번에 균형이 잡혀지는 것이 아니라 신체의 바른 자세로서의 습관이 될 때까지 척추 교정 벨트와 골반 교정 벨트를 착용(많은 시간을 요하지만)하게 되면 자연스럽게 척추의 균형이 잡히면서 자기 몸의 모든 질병들이 하나둘씩 사라지는 것이다. 그렇기 때문에 반드시 바르게 자세를 유지하려면 운동 중에라도 항상 척추 교정 벨트를 착용해야 한다. 그러면 마라톤이나 보행 시 더 쉽고 빠르게 걷게 된다. 또 기차나 버스, 비행기 영행 중 착용하게 되면 척추가 바르게 되어 피로회복에 최상이며, 업무 볼 때나 수업 중 또는 수면 중에도 깊은 숙면을 취할 수 있다.

# 왼쪽 다리가 길다

왼쪽다리가 긴 경우는 척추가 우로 측만하거나 후만하게 되므로 소화기 계통과 비뇨기 계통, 생식기 계통, 부인과 계통의 질병에 이미 걸려있거나 장차 걸리게 된다.

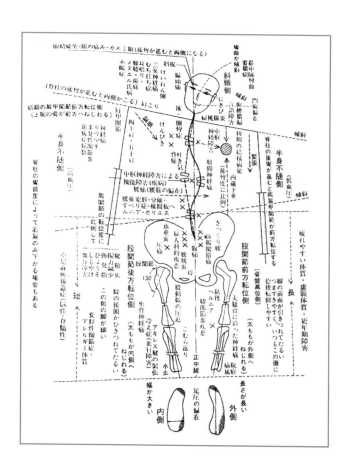

## 왼쪽 다리가 길 때 나타나는 증상

(1) 배변 이상 : 변비, 설사, 소화불량변, 지방변, 점액변, 흑색변
(2) 배뇨 이상 : 야뇨증, 방광염, 소변이 자주 마렵거나 또는 뜸하다.
(3) 구강 이상 : 식도(구강염, 구내염), 위, 소장, 대장, 항문질환
(4) 소화기증상 : 구토, 구취, 구내염, 황달, 복수, 딸꾹질, 가슴앓이
(5) 생식기 증상 : 남성 — 전립선 비대, 정력 감퇴, 조루증
　　　　　　　　여성 — 난관, 자궁, 임신중독, 입덧, 불임증, 유산, 냉대하,
　　　　　　　　무월경, 월경과다, 불감증
(6) 식욕부진증상 : 식사가 까다롭고 배가 고프지 않다.
(7) 신장성 유종 : 말라깽이체질, 땀이 나지 않음, 아침 기상이 힘들다, 매사 기력이 없다, 몸이 둔하고 힘들다, 계단 오르내릴 때 심하게 괴롭고 다리 힘이 약하다.
(8) 기타 : 폐결핵(左), 탈장(左), 통풍(左), 반신불수(右), 편도선염, 맹장, 여드름, 알레르기체질, 얼굴 창백, 담질환, 생식기계의 암, 피부염, 유선염, 자가중독증 등……

## 오른쪽 다리가 길다

오른쪽 다리가 긴 경우는 척추가 좌로 측만하거나 후만하게 되므로 호흡기 계통과 순환기 계통의 질환에 이미 걸려있거나 장차 걸리게 된다.

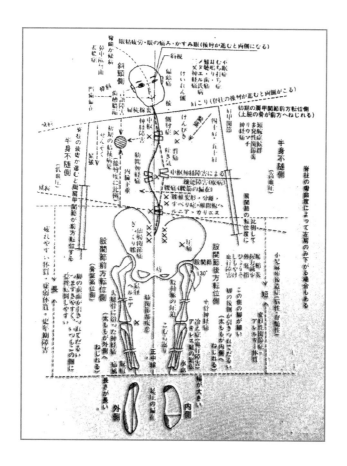

## 오른쪽 다리가 길 때 나타나는 증상

(1) 호흡기 계통 : 감기(악한발열(惡漢發熱), 두통, 기침, 콧물, 재채기), 맥박 이
   상, 인·후두 이상(편도선염, 가래, 쉰 목소리 등)

(2) 순환기 계통 : 자각 증상, 피로, 근통, 압박감, 국부, 배 부위 동통, 악한 발
   열, 안면 창백, 권태감, 심장부 동통

(3) 식욕 이상 항진증(과식증)

(4) 심장성부종(발등) : 다리의 부종

(5) 단 것을 좋아한다, 무엇이든 잘 먹는다, 식사를 많이 한다, 먹어도 시장기가 난다(위 확장).

(6) 양성적 성격(적극적, 잘 웃는다, 상냥하다, 이야기를 잘한다)

(7) 폐결핵(右), 탈장(右), 이하선염(右), 유선염(右), 통풍(右), 편도선염(左), 반신불수(左), 호흡기, 순환기계암, 심장질환(심부전, 심근경색, 폐염), 급사, 안면혈색이 좋다.

## 골반(Pelvis) 밴드를 착용하면

좌우의 관골과 후방의 천골 및 미골에 의해 둘러싸인 커다란 그릇 모양의 골격이다. 골반은 그 내용 기관을 보호하는 동시에, 체간을 밑에서 받쳐줌으로써 양 하지와 함께 체중을 지지하는 중요한 골격이다. 관골은 후방에서 천장관절에 의해 양측이 결합되어 있다. 천장관절은 움직이지 않는 반관절이며, 치골결합은 섬유 연골에 의한 결합이다.

- 뒤틀린 척추와 골반이 교정된다.
- 24시간 골반 밴드를 착용할 수 있다.
- 몸이 가볍고 걸음걸이가 빠르다.
- 피로가 풀리고 심신이 안정된다.
- 골반 밴드 착용 후 옷을 입어도 된다.

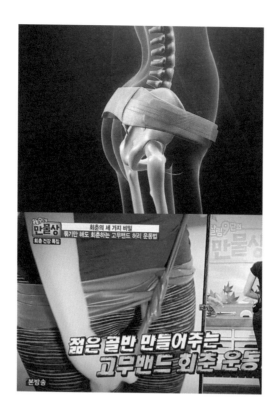

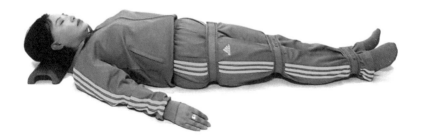

# 걸어 다니는 나쁜 자세

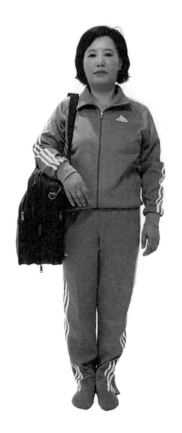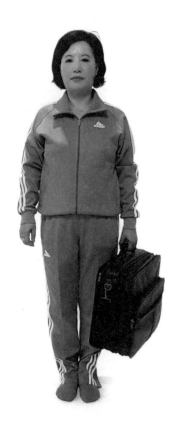

## 걸어 다니는 좋은 자세

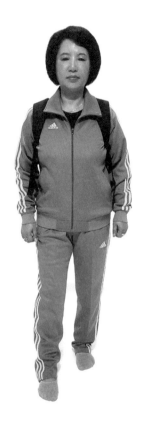 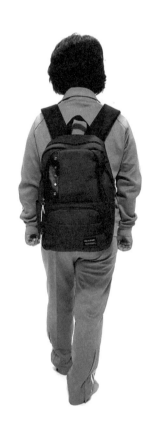

# 고관절 비틀리는 나쁜 자세

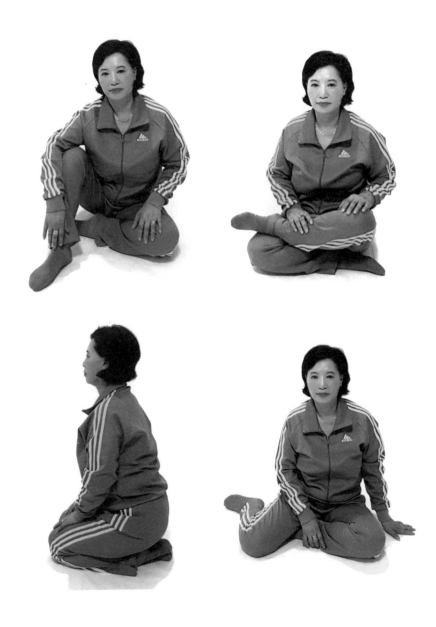

마음속의 악(惡)을 뽑아내는 비결

# 여행(수업) 중 나쁜 자세

## 착용(사용) 전

기차, 전철, 버스, 택시, 비행기, 공원의자 그리고 모든 업무 볼 때나 학생들의 수업 중 바르지 못한 자세를 취했을 때 피로가 누적되며 정신이 산만하여 집중이 잘 안 된다.

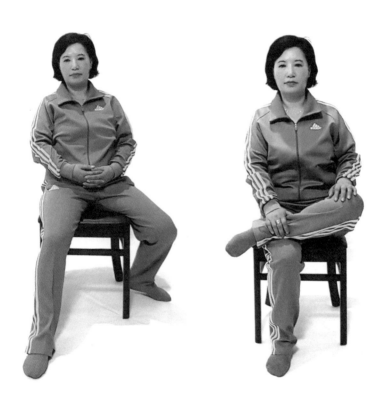

# 여행(수업) 중 교정벨트 착용

## 1. 교정벨트를 착용하면

기차, 전철, 버스, 택시, 비행기, 배 등을 타고 장거리 여행을 할 때 교정벨트를 착용하면 모든 피로 회복이 되어 긍정적인 마음으로 즐거운 여행을 할 수 있다. 그리고 모든 업무나 학생들이 수업을 받을 때에도 기억력과 집중력이 증가하고 마음과 정신이 안정되어 모든 생활이 즐거워진다.

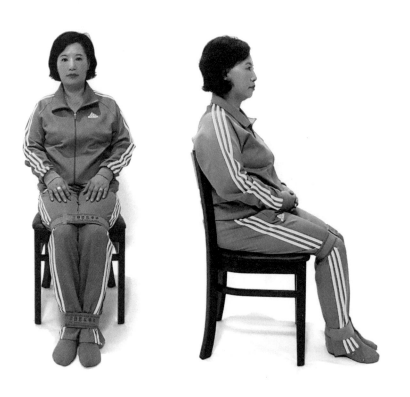

마음속의 악(惡)을 뽑아내는 비결

## 2. 목과 팔의 나쁜 자세

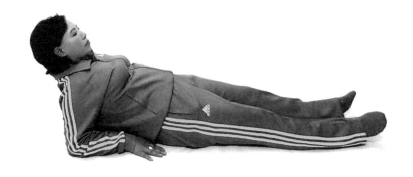

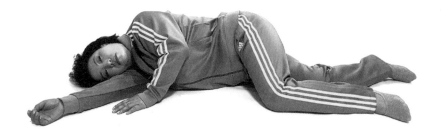

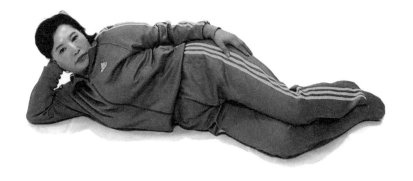

## 3. 수면 중 나쁜 자세

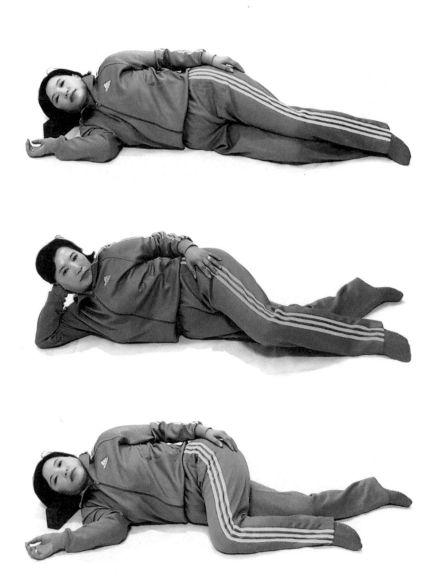

마음속의 악(惡)을 뽑아내는 비결

## 4. 수면에 좋은 자세

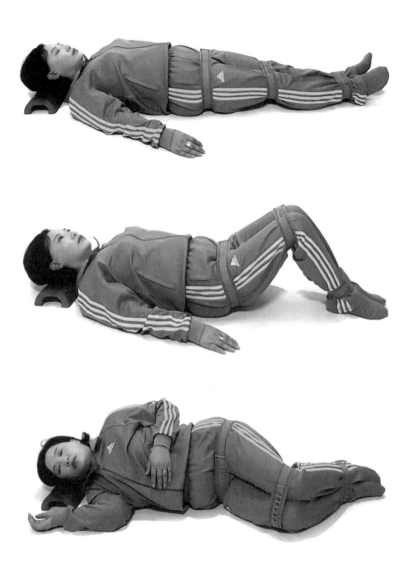

## 5. 발끝치기 응용

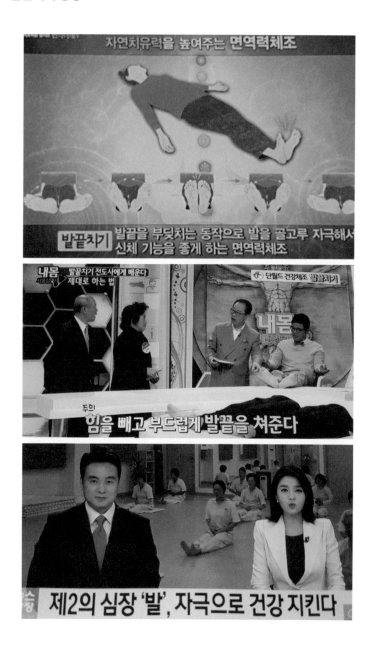

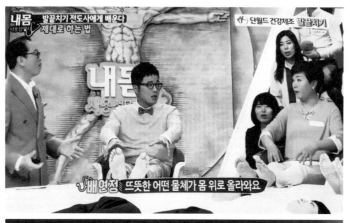

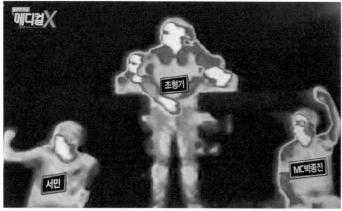

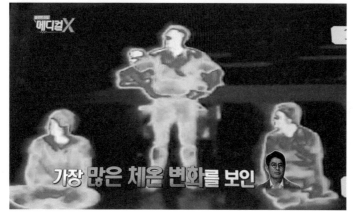

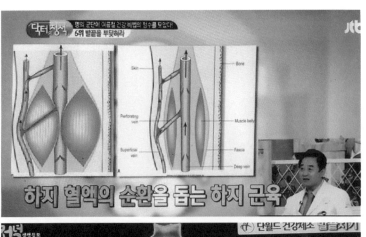

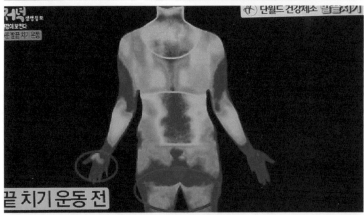

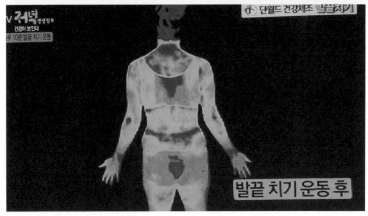

제11장

# 120세까지 건강을
# 유지할 수 있는
# 특수운동 비법

## 운동을 하게 되면……

운동이 주는 육체적인 효과는 엄청나다.

누구나 운동을 시작할 때에는 건강해지기 위해서 시작한다.

지구력이 떨어져 쉽게 피로하고, 나이보다 늙어 보이는 등의 육체적인 열등감을 극복해 보기 위해서 운동을 하게 되는데 규칙적으로 일주일에 5~6회 정도 하루 30분 이상 운동(땀나게)을 하게 되면 세포벽 사이에 낀 노폐물과 체내에 쌓인 독소가 제거되고, 뇌세포에 산소공급이 잘 되어 심장과 근육, 순환기 기능을 향상시키는 효과가 있다.

심장박동을 효율적으로 만들고 혈류 속으로 더 많은 산소를 배출함으로써 혈압이 낮아지고, 혈당도 감소된다. 또한 관절과 근육을 강화시키며 몸의 유연성을 유지해 준다.

그래서 운동은 건강하게 살고 생명을 연장하는 데 최고의 보물인 것이다.

## 과격한 운동은 활성산소를 발생시킨다

얼마 전 주목할 만한 연구결과가 발표되었다.

원광대학교 김종인 교수의 직업별 평균 수명 연구에 의하면 11개 직업 중 종교인 평균 수명이 79.2세로 가장 높았던 반면, 언론인은 64.6세로 가장 낮았다. 그런데 뜻밖에도 가장 건강하리라 추측되는 체육인의 평균 수명은 67.3세로 11개 직업 중 3번째로 짧았다고 한다.

짧은 이유는 짧은 시간에 집중적으로 격렬한 운동을 하는 것은 체내에 노화를 촉진하는 활성 산소를 많이 만들어 냈기 때문이라고 한다. 따라서 너무 피곤한 날 억지로 하는 운동은 약(藥)이 아니라, 독(毒)이 된다. 그러나 기분이 좋을 때 운동을 하면 혈액순환이 잘되어 시간이 지나면서 모든 스트레스도 해소된다. 그러나 너무 피곤한 상태에서 과격한 운동을 하면 스트레스 호르몬이 분비되어 오히려 혈압이 상승되고 혈당도 변동이 심해져서 건강에 해로운 것이다.


## 음양(陰陽)이 균형 잡힌 운동을 합시다

운동을 한다고 다 건강하리라는 생각은 큰 오류를 범할 수 있다. 왜냐하면 힘을 겨루는 격투기라든가, 권투, 프로레슬링 같은 과격한 운동을 많이 한 사람들의 말로는 대부분 큰 병으로 인하여 불행하게 보낸 경우가 많기 때문이다.

철권 무하마드 알리나 세계적인 레슬링 챔피언이었던 김일 선생님을 볼 때 매우 안타까운 마음뿐이다. 그분들의 운동 시절을 생각해 볼 때 연습이든 실전이든 필사의 대결이라 무조건 이기는 것만이 능사였다. 때리고, 치고, 박고, 맞는 것이 몸속에서는 피멍이 되고, 오랜 시간이 흐름에 따라 죽은 피가 몸속 전체에 남아 모든 기혈(氣穴) 순환에 장애가 되어 병세를 더욱 악화시키는 것이다.

이와 같은 것들을 교훈삼아 오늘날에 있어서는 힘의 운동이 아니라 가벼우면서도 깊이가 있는 음양(陰陽)과 조화에 맞는 운동을 해야 한다.


## 어떤 운동이 좋을까?


걷기운동, 교선운동, 각종 기공체조, 맨손체조, 제기차기, 맷돌체조, 조깅, 등산, 가벼운 에어로빅, 줄넘기, 수영, 유도, 택견, 합기도, 태권도, 우슈, 요가 등……

좌우(左右) 모두를 움직일 수 있는 운동이라야 균형이 정확히 잡혀 건강한 정신과 육체를 가진 건강한 몸이 된다.

양손을 같이 사용하느냐, 사용하지 않느냐에 따라서 건강할 수도 있고, 병이 올 수도 있는데 오른쪽만 사용하면 왼손이 힘이 없는 허(虛)증이 되고, 오른손은 넘치는 실(實)증이 되어 언젠가는 5장6부의 순환계통에 이상이 올 수도 있다.

그래서 운동을 하기 전에는 자기에게 맞는 운동을 잘 선택해서 해야 하는 것이다.

# 교선(敎仙) 운동 비법

음양 운동은 모두 다 좋은 것인데, 그 중에서도 교선운동은 다른 운동을 하는 것과 달리 남녀노소 모두가 열심히 운동을 하여도 땀이 나지 않는 것이 특징이다. 또 숨이 차지 않기 때문에 폐와 심장에 무리가 가지 않는다.

그리고 사람들이 근육운동을 갑자기 심하게 하게 되면 심장과 혈액이 운반할 수 있는 최대의 산소 운반능력을 초과하게 되고, 심한 경우에는 심장마비(心臟麻痺)를 일으킬 수도 있다. 왜냐하면 운동 중 열을 밖에서 발산하기 때문에 호흡이 가빠지고 피로를 쉽게 느끼게 되어 힘이 쭉 빠져버리기 때문이다.

그러나 교선운동은 그와 반대라서 열이 몸 안에서 발생하면서 몸이 점점 가벼워진다. 운동을 하는 동안 몸 안에 있던 불순물이 모두 밖으로 빠져나가기 때문에 피부가 맑고 깨끗하며, 몸의 유연성은 더 부드러워진다. 운동을 할 때에는 몸과 마음을 편안하게 자연에 맡기면서 호흡할 때 걸림이 없게 하고, 미풍에 버드나무 흩날리듯 자연스럽고 경쾌한 움직임에 완급의 폭을 넓혀서 자신의 현재 상태의 리듬을 스스로 찾아 자기에게 맞도록 한다.

운동을 할 때에는 모든 생각(아픈 것, 잘 안 되는 것 등)을 버리고, 오로지 밝고 맑은 노래 가락으로 된 경음악(輕音樂) 박자에 맞춰서 하면 보다 더 쉽게 목적에 도달할 수 있다.

## 1. 지기상달(地氣上達)

**자세** — 반듯하게 누운 자세에서 발뒤축을 붙인다.

**동작** — 발뒤축은 붙인 상태로 있으면서 발(엄지발가락) 끝을 좌우로 벌렸다 오무렸다(부딪치는 것)를 반복한다. 5분 이상 운동할 것.

**효과** ― 불면증, 류마티스 관절염, 무좀, 습진, 발과 관련한 모든 병에 특효가 있다.

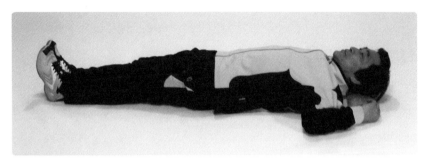

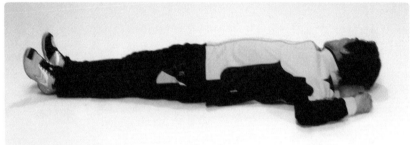

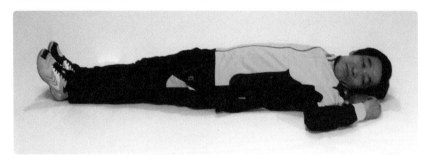

발바닥에는 이름 그대로 기(氣)가 샘처럼 끊임없이 솟아나는 용천혈(湧泉穴)이 있다. 발끝 부딪치기를 1분에 200회 이상 부딪치게 되면 사람에 따라 느낌이 다르게 나타나는데 어떤사람은 발가락에서 찌릿찌릿 하면서 속으로 파고들어온다. 또 어떤 이는 시원한 바람이 발가락에서 시작하여 속으로 들어온다. 때

로는 뜨거운 바람, 강한 전류가 발생하여 위로 타고 올라오는데 이때 타고 올라오는 기(氣)는 막혀있는 곳(아픈 곳)에는 통과하지 못하고 멈춰 있다. 그래도 인내를 가지고 열심히 운동을 하다보면 막힌 곳(아픈 곳)이 뚫려서(치료된 것) 위로 타고 올라간다.

지기상달은 이 용천혈을 자극, 기를 발생(發生)시켜 다리를 타고 위로 올려 보내는 운동이다. 발바닥에서 생긴 지기(地氣)가 다리를 타고 올라가기 시작하면 발바닥에서부터 시원한 기분이 느껴지고 지기가 차츰 위로 올라와 배꼽을 지날 때는 배꼽 부분이 시원해진다. 명치를 지나면서 명치 부분이 시원해지고, 머리까지 올라오면 코가 상쾌해지고, 눈이 빠끔히 열리는 듯하며, 이마가 시원해진다. 그러나 기운이 올라가다가도 막힌 부분이 있으면 그 부분이 무겁고, 아프고, 답답함을 느끼게 된다. 그때는 그 고비를 넘겨야 되기 때문에 중단하지 말고 계속 반복하다 보면 기가 통과하여 막혔던 부분이 열린다. 그리고 에너지가 채워지면 뻐근하고, 묵직한 아픈 통증이 사라진다.


## 2. 온냉교구(溫冷校構)

**자세** — 반듯하게 누운 자세에서 둥글고 긴 막대기(홍두깨)를 두 손으로 잡고 배꼽 위에 댄다.

**동작** — 긴 막대기나, 혹은 백선대나, 울퉁불퉁한 막대기를 잡고서 배꼽을 중심으로 하여 상하(上下)로 내리고, 올리고, 쓸어주면서 반복한다. 5분 이상 운동할 것

**효과** — 장 무력증, 위장장애, 소화불량, 만성변비, 심장병에 특효가 있다.


발끝치기할 때 올라온 기운이 아랫배에 도달한다. 이때에 긴 막대기나 혹은 울퉁불퉁한 막대기를 잡고서 배꼽을 중심으로 상하(上下)로 내리고 올리고를 반복하여 쓸어주면 배꼽 위에는 열이 발생하고 배꼽 아래는 냉이 발생하는데

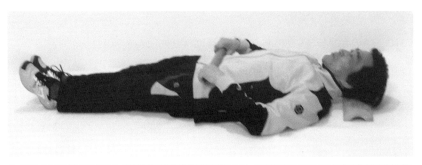

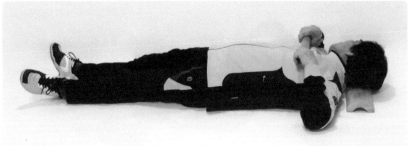

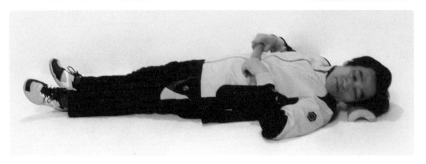

이 운동법은 배꼽 위의 열과 배꼽 아래의 냉을 조화시켜 체온을 정상으로 분포되게 하면서 지기상달로 아랫배까지 올라온 발의 기운을 상체로 전달하는 운동이다.

이 운동은 지기상달과 병행하여 하되, 발바닥의 기운이 배꼽까지 올라오지 않았을 때에는 명치 밑에서 배꼽 아래 부분을 위주로 하고, 배꼽 위로 발바닥의 기운이 올라왔을 때에는 명치 윗부분에 중심을 두고 한다.

## 3. 기육자동(氣六自動)

**자세** — 반듯하게 누워 두 다리를 어깨 너비로 벌리면서 다리는 엉덩이 쪽으로 당긴다.

**동작** — 두 다리를 고정시키고 엉덩이와 허리를 하늘을 향해 들었다 놓았다를 5분 이상 한다.

**효과** — 오장육부(五臟六腑)에 최고로 좋은 운동이다. 다이어트, 변비, 장 무력증, 소변불통,

소화불량, 자궁암, 치질, 정력 감퇴 등에 효과가 있다.

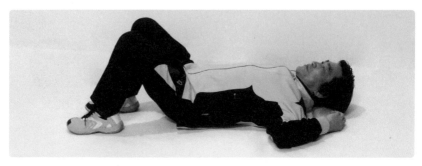

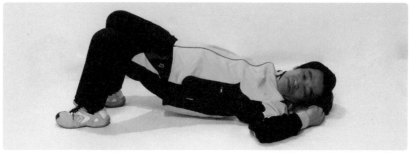

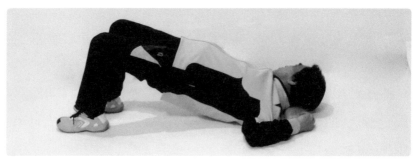

이 운동은 발치기할 때 지기(地氣)가 잘 상승되지 않을 때에 중심을 두고 하는 것이다. 이때 척추를 들었다 놓았다를 반복하면 5장6부에 막혔던 기혈(氣血)이 모두다 열려 상하 기의 흐름을 원활하게 해준다.

남자의 기운과 여자의 기운이 잠재되어 있으면 남자는 남자로서, 여자는 여자로서의 지성을 느끼지 못하여 몸이 둔하고 무거운 느낌을 받는다. 이를 활성화시켜서 통하게 해주면 배가 아주 보들보들해지는데, 이때 황홀한 느낌은 말로 다 할 수 없다. 느껴본 사람만이 살아있다는 즐거움을 만끽할 수 있게 된다.

### 4. 명기유통(命氣流通) 전(前)

**자세** — 발, 머리, 손바닥을 고정한다.

**동작** — 팔꿈치에 중심을 두고 가슴을 하늘을 향해 들었다 놓았다를 5분 이상 반복한다.

**효과** — 폐, 간, 심장, 오십견 등에 특효가 있다.


이 운동을 하면 등과 어깨, 목, 부위에 진동을 준다.

이 운동은 지기가 상승하고 척추(등) 곳곳이 막혀있을 때 중점적으로 운동을 하여야 한다.

등뼈 부위와 목뼈 부위를 시원하게 풀어 주는데, 이 부분이 풀어지면 등이 시원해지고 짜릿한 상쾌함이 온몸을 휘돌아 돌게 되는 것이다.

약하게 조율하여 이 운동 시 머리 부분에 더운 느낌을 느끼거나, 울리거나, 어지러우면 진동(振動)을 조금 약하게 조절해 주며, 머리 부위를 우선 풀고서 다시 해주면 된다.

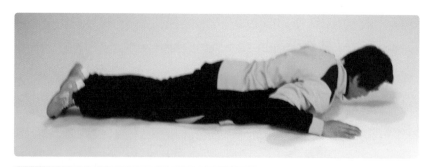

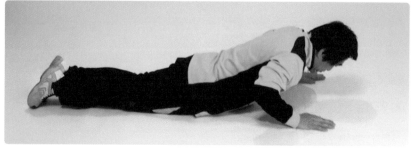

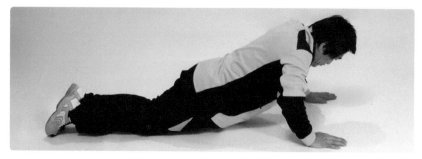

## - 명기유통(命氣流通) 후(後)

**자세** ─ 발과 양팔 팔꿈치를 고정하고, 손목은 하늘을 향하여 둔다.

**동작** ─ 팔꿈치에 중심을 두고 등(흉추)을 하늘을 향해 들었다 놓았다를 1분 정도 반복한다.

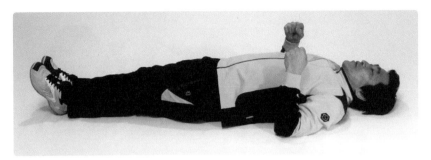

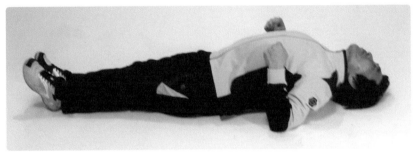

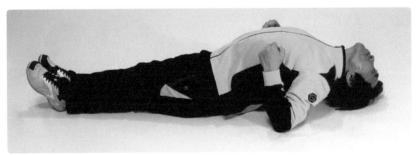

## – 명기유통(命氣流通) 좌(左)

**자세** — 발과 손바닥을 고정시킨다.

**동작** — 팔에 중심을 두고 옆구리를 하늘로 올렸다 내렸다 하기를 1분 이상 반복한다.

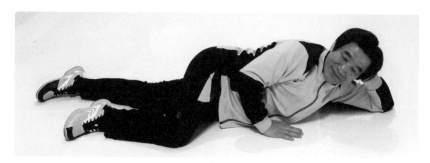

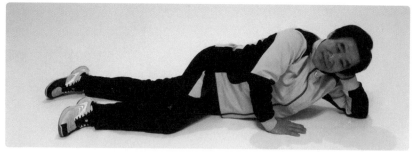

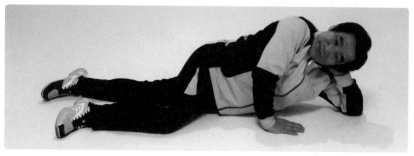

## – 명기유통(命氣流通) 우(右)

**자세** — 발과 손바닥을 고정시킨다.

**동작** ─ 팔에 중심을 두고 옆구리를 하늘로 들었다 내렸다 하기를 1분 이상 한다.

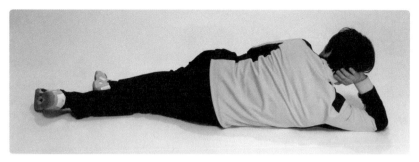

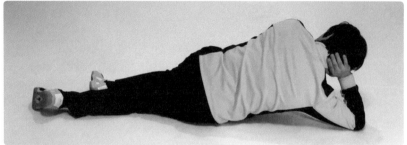

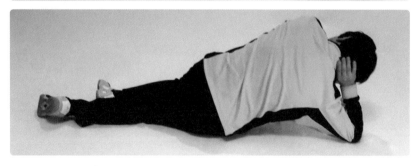

## 5. 천기하달(天氣下達) 전(前)

**자세** ─ 발을 고정시키고, 이마를 목침에 대고 양손으로 목침을 잡는다.

**동작** ─ 앞이마를 좌우(左右)로 굴리면서 5분 이상 반복한다.

**효과** ─ 축농증, 기억력 감퇴, 시력저하, 두통 등 머리 부분에 특효가 있다.

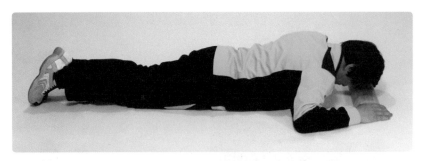

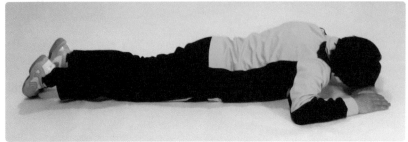

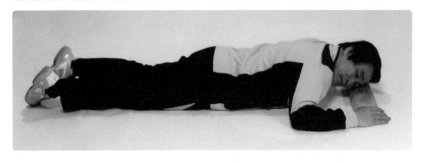

이 운동은 지기가 상달하여 머리에 도달한 천기를 다시 아래로 하달하여 주는 것이다. 이때 머리 부분이 막혀 있으면 천기(天氣)가 하달하지 못하고 코에 매운 느낌을 주거나, 머리가 무거우며, 더워지면서 땀이 나고, 눈이 아프고, 전신이 무거워진다. 이럴 땐 막힌 부분(아픈 곳)을 지그시 눌려주어 아픈 통증이 사라질 때까지 풀어주고, 양 손가락을 이마에 모은 후 머리정수리까지 쎄게 눌러서 막혔던 혈을 풀어준다.

천기가 하달되어야 비로소 전신에 기가 돈다고 할 수 있고, 드디어 당신은 배꼽 부위에 기문이 열리는 첫 관문을 통과한 것이다.


### – 천기하달(天氣下達) 후(後)

**자세** — 반듯하게 누운 후 뒷머리는 목침에 대고, 양손은 목침을 잡는다.

**동작** — 뒷머리를 좌우로 굴리면서 1분 이상 반복한다.

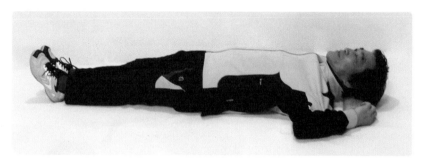

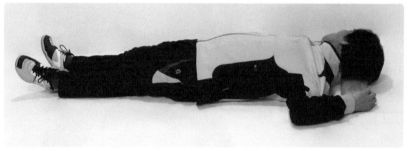

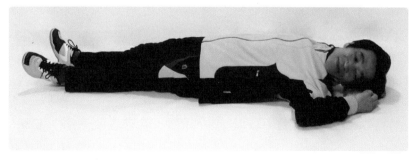

**- 천기하달(天氣下達) 좌(左)**

**자세** ― 옆으로 눕고, 옆머리는 목침에 댄다.

**동작** ― 옆머리를 좌우로 굴리면서 1분 이상 반복한다.

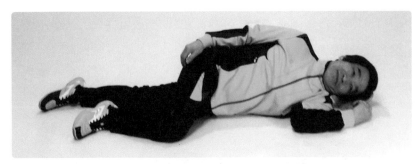

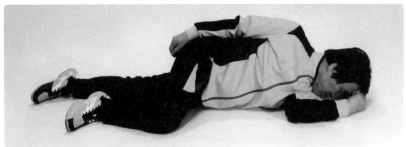

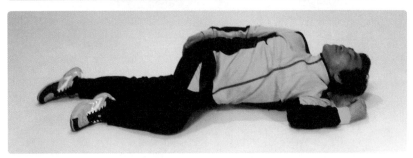

## – 천기하달(天氣下達) 우(右)

**자세** — 옆으로 눕고 옆머리를 목침에 댄다.

**동작** — 옆머리를 좌우로 굴리면서 1분 이상 반복한다.

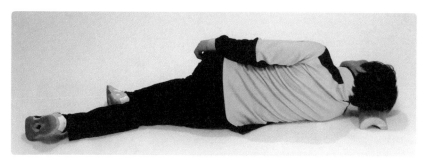

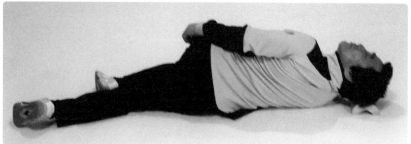

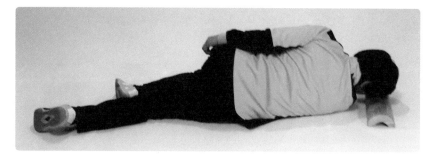

## 6. 기육수동(氣六手動)

**자세** ― 누운 상태로 몸을 고정시키고 양손 바닥을 배꼽에 댄다.

**동작** ― 양손바닥(손가락)을 단전과 명치를 향하여 상하로 진동을 주면서 5분 이상 반복한다.

**효과** ― 오장육부(五臟六腑)에 해당하는 여러 가지에 특효가 있다.

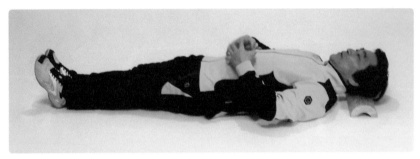

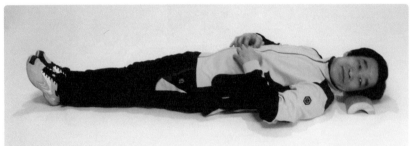

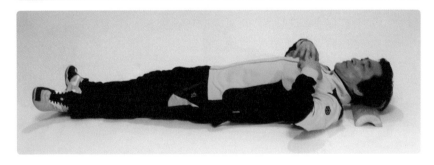

이 운동은 배꼽 부위를 풀어줄 때 하는데 앉아서나 서서도 할 수 있다. 그리고

초보자도 수시로 틈만 나면 하는 것이 좋다. 어느 정도 기(氣)가 돌게 되면 이때부터 새로운 세계를 접하게 된다.

따라서 다리와 머리 쪽에서는 동시에 진동을 느끼며, 특히 머리가 안정되고 회전(回轉)이 빨라져서 웬만한 걱정거리는 사라진다.

# 걸음을 잘 걸으면
# 무병장수(無病長壽)한다

# 걸음을 잘 걸으면 무병장수(無病長壽)한다

## 많이 먹고 10일에 12kg 감량한 생식 체험기

생식마을을 처음 방문하여 받아본 생식 밥상 앞에서 생식마을 사람들과 함께 저녁식사를 하는데 나만 독상을 받았다. 그런데 상차림을 보니까 물 한 주전자와 고추장과 간장, 된장 그리고 채소가 큰 그릇에 하나 가득이고 고구마처럼 생긴 것이 한 접시, 가루로 된 것이 한 접시다. 앞에 보이는 단체 밥상은 실로 푸짐하게 보인다. 정평화 장로님과 함께 식사할 사람은 15명이다.

장로님께서 "고 선생님, 생식 먹을 수 있겠습니까?"라고 하시기에 "예! 저도 잘 먹을 수 있습니다."라고 대답을 한 다음 눈치를 보고 있었다.

장로님이 먼저 젓가락을 들었다. 그리고 소리가 순서대로 따르륵따르륵 나면서 음식을 잡수시는데 2~3분도 안 되어 음식을 깨끗이 다 드시고 조용히 앉아 있는 것이 아닌가.

나는 그때까지 10분의 1도 못 먹고 있었다. '아차' 하면서 하는 수 없이 나는

'생식마을을 알기 위해 왔으니 임무를 완수하기 위하여 먹자. 죽기야 하겠나.' 하고 음식을 먹었다. 그런데 이상하게도 나물이 억세고 너무 먹기가 힘든데다가, 또 무슨 뿌리를 갈아서 만든 거 같은데 꺼칠한 가루가 맛이 하나도 없어서 도저히 목으로 넘어가질 않는다.

'에이 모르겠다.' 나물과 가루가 목으로 넘어가지 않아 어쩔 수 없이 물과 함께 억지로 먹다 보니 물 한 주전자를 다 비우게 되었다. 그리고 얼른 수저를 상 위에 내려놓으니까 그때서야 장로님과 마을사람들이 다 같이 일어서서 각자 자기 집으로 간다.

나는 처음 먹은 생식을 너무 많이 먹어서 배가 터질 것 같아 죽을 지경이나, 말할 사람이나 물어볼 사람이 한 사람도 보아질 않는다. 하는 수 없이 정신력으로 꼭 성공하고야 말겠다고 다짐한 후 잠을 자려고 하는데 뱃속이 영 불편하여 도무지 잠이 오지 않아 이리 뒤척 저리 뒤척하다 잠을 설쳤다.

다음날 아침식사는 전날 먹은 것보다도 더 많은 양의 생식 밥상이다. 참 내 말은 못하고 생식을 잘한다고 했으니 무슨 말이 필요하겠는가. 하는 수 없이 또 참고 먹는데 어제 저녁에 먹은 것보다도 더 먹기가 힘들었다. 혓바닥이 마비가 오는 것 같아 포기해야 할까 하고 생각 끝에 '여기서 무너지면 안 돼. 정신력으로 먹자. 이왕 먹는 거 씩씩하게 먹자.' 하고 먹는데도 15분이나 걸렸다.

식사시간(아침 6시, 점심 12시, 저녁 6시)은 정시에 지켜야 한다는 말에 말도 못하고 나 혼자 궁시렁거리고 있는데 뱃속에서는 갑자기 난리가 났다. 급히 화장실로 갔더니 전날 먹었던 것이 소리도 요란하게 쏟아진다. 얼마나 많이 배설이 되었는지 배가 홀쭉해졌다. 점심 먹기 전 화장실을 3번이나 갔으니 정말 많이 배설한 것이다.

12시에 점심을 먹는데 또 생식 양이 많이 늘어났다. '너무 많으니까 조금 달라고 할까?' 하다가 '그래! 어디까지 가나 보자.' 하고 그 많은 것을 억지로 다 먹었다.

생식마을 사람들은 식사시간에만 모이고 그 나머지 시간은 각자 일터로 향한다. 나는 심심하기도 했지만 너무 궁금하여 생식마을 사람들에게 건강에 대해서 물어보면 "생식만 열심히 하면 된다."는 말만 하니 더 물어볼 수도 없는 노릇이었다.

사실 이곳 생식마을에 오기 전 원장님 자제분에게 사전 주의하라는 말을 들었다. 그것은 식사 도중에 고추장과 간장, 된장이 밥상에 있어도 절대 먹으면 안 된다는 말이었다. 만약 고추장을 먹게 되면 모든 것이 수포로 돌아간다는 이야기를 들은 것이다.

그날 오후에도 화장실을 세 번이나 가면서 많이 배설한 후 뱃속은 허전함을 느끼는데 또 저녁때가 되어 저녁밥상 위에 더 많은 것을 차려준다. 먹을 때마다 생식 맛을 느낄 수도 없는데 또 빨리 먹어야 했다. 하지만 나는 빨리 먹었는데도 8분 정도 걸렸다.

그리고 오늘밤에 잠잘 것을 생각하니 또 걱정스럽다. 어젯밤에 잠을 설쳤기 때문에 '오늘밤에는 잠을 잘 자겠지.' 하고 생각하는데 이상하게도 피곤한 것이 없고 오히려 정신이 더 맑아진 것 같은 느낌이드는 것이 아닌가. 참 이상한 일이다 싶어 오늘밤에 잠을 자보면 알겠지 했는데 또 어제와 같이 잠이 잘 오지 않는다. 겨우 2시간 정도 잔 것인데 몸의 컨디션도 괜찮고 기분이 매우 좋은 것을 느낄 수 있었다.

하루 6~7시간씩 자는 잠꾸러기가 이틀 동안 3시간밖에 못 잤는데도 피곤함이 없다니 대단한 뉴스거리라는 생각이 든 것이다. 이때부터 세밀하게 관찰하게 되었다.

생식 5일째 점심을 먹고 3시쯤에 갑자기 라면 먹고 싶은 생각이 계속 나기에 참다 참다 도저히 참을 수 가 없어서 산 아래에 있는 우라리마을로 내려가 구멍가게 들어가서 "라면 끓여주세요!" 한 것이다. 이때 "생라면도 5개 주세요." 하니까 라면을 봉지에 넣어주기에 돈을 먼저 지불하고 라면이 끓을 때까지 기다리고 있었다. 그런데 갑작스런 생각에 '만약 내가 라면 먹었다는 소문이 나면 나는 끝장이다. 그렇게 되면 내 계획이 수포로 돌아가지.' 싶어서 끓인 라면도 안 먹고, 샀던 라면도 다 버리고 다시 생식마을로 몰래 올라갔다(해발 950m).

또 저녁시간이다. 이젠 밥 먹는 것이 조금은 익숙해져서 5분 내로 먹을 수 있었다.

생식 6일째. 오후 3시경 동네 한 바퀴를 돌고 있는 중 어느 집 장독대가 보여서 항아리뚜껑을 열어 보니 된장 냄새가 코를 자극한다. 사람이 있나 없나 확인하고 사람이 없기에 손가락으로 된장을 조금 찍어서 혀에 대는 순간, 정신이 번쩍 들었다. 이번에는 조금 많이 찍어서 먹었는데 짜지도 않고 지구상의 최고의 맛을 느꼈다.

이때 나는 정신이 반 미친 사람처럼 손으로 된장을 막 퍼먹고는 몰래 뚜껑을 덮어 놓고 내 방으로 재빨리 도망쳐왔다.

방에서 가만히 누워 있는데 된장 맛에 혼이 빠져서인지 자꾸 된장 생각만 나는 것이다. 된장은 끓여서 만든 것이라 생식이 아닌 것을 훔쳐 먹었으니 생식만 하겠다는 말이 거짓말로 바뀌었다. 그러니 이야기를 할까, 말까 하다가 나중에 기회를 봐서 이야기하기로 하고 우선 침묵을 지키기로 했다.

밥 때가 되면 된장 때문인지 생식 먹기가 더 힘들어졌다. 그렇다고 밥상 위에 언제나 차려있는 된장을 보고서 고민하는 내 마음을 생각하니 한심하기 짝이 없는 것이 아닌가.

생식 8일째. 오후 4시경 사람이 뜸한 곳에서 사람들이 보지 않겠지 하고, 그동안 하루 두 갑 정도 피운 담배를 생식한다고 참다가 8일 만에 몰래 피우기 위해서 묘 뒤에 숨어서 담배를 피웠다. 그런데 갑자기 속이 뒤집히면서 막 구토를 일으키는 것이다.

'참 이상하다. 건강에는 이상 없는데 구토라니.' 마음을 추스르고 다시 담배에 불을 붙여서 담배 연기를 쭉 마시는데 이번에는 구토보다도 속이 쓰리고, 따갑고, 미식거려 미칠 지경이다.

'왜 이럴까? 내 몸에 병이 있는 것일까?'

그래서 다음날 담배를 한 번 더 피워보기로 하였다.

다음날, 그 맛있던 담배를 또 피웠는데 피우기만 하면 어제보다도 더 심한 구토가 일어나니 결국 담배를 피울 수 없었다. 그때부터 지금까지 생식으로 인하여 담배를 끊은 계기가 된 것이다.

생식 9일째 되던 날, 생식마을 원장님께서 이번 금요일에 영국 의료팀이 오니까 나에게 통역을 부탁하기에 통역을 못한다는 이야기는 하지 않고 집에 전화를 한 후 말씀드리겠다고 하며 얼버무렸다. 그리고 안양에 전화를 한 후 10일간 생식을 끝마치고 바로 서울로 올라가야 된다고 말씀드렸다.

다음날인 생식 마지막 날, 12시에 점심을 많이 먹고 서울로 상경했다. 그날 저녁 메뉴는 수제비였다. 옛날 생각을 하여 수제비를 많이 달라고 해서 먹게 되었는데 또 속이 뒤집히는 것이 아닌가. 하는 수 없이 수제비를 맹물로 씻어서 조금밖에 먹지 못했다.

그동안의 일들을 식구들과 대화하면서 체중계에 몸무게를 달아보니 그동안 배부르게 먹고도 10일간 12kg이나 빠졌다는 것을 알았다. 그런데도 얼굴은 더 광채가 나고, 힘은 피로를 모를 정도로 더 싱싱함을 느꼈다. 그때 나는 대단한

발견을 한 것이다.


## 11일간 13kg 감량한 단식 체험기

생식마을로 이사 온 후 색다르게 단식 체험을 하려고 마음먹었다. 그때 주변 사람들과 대화 중에 들어보면 단식이 '좋다, 나쁘다.' 말들을 하는데, 그것은 그 사람의 체질에 따라 병을 치료할 수도 있고, 병을 만들 수도 있다. 이와 관련 더 깊이 알고 싶다면 전문가에게 문의하시기 바란다.

단식원에서 단식하는 방법은 단식을 하기 위하여 10일간 절식(節食)한 후 10일간 단식한다. 단식이 끝난 후에는 다시 10일간 보식(補食)으로 증식하여 약 1개월간 단식 일정을 모두 마치는 것이다.

그러나 여기에 기록한 단식 방법은 보다 더 쉽게 하기 위하여 내 몸을 직접 도구삼아 체험(體驗)하기로 하고 단식 일정표를 작성하였다.


### 〈단식 일정표〉
- 1986년 10월 10일 ~ 10월 20일(10일간)
- 새벽 3시 30분 기상
- 새벽 4시 예배(약 30분)
- 하루 생수 2잔 복용
- 하루 나무 10지게 이상 매일함(겨울 땔감).
- 저녁 7시 ~ 8시 30분 건강 강좌 실시
- 밤 12시 취침

일정표대로 매일 나무하고 강의하는 것을 실천에 옮기면서 단식을 8일째 하고 있는데 갑자기 엉뚱한 생각이 났다. 남들은 단식할 때면 몸을 조심해서 하루하루를 보내는데 나는 이리 뛰고 저리 뛰어다녀도 힘이 넘쳐나는 것이 이상했다. 그래서 평소에 하던 나무 한 짐의 무게보다도 더 무겁게 나무를 지기로 마음먹고, 나무를 더 많이 묶은 것을 짊어지고 일어서는데 무척 힘이 들었다. 그래도 정신력으로 극복하자면서 도중에 포기하지 않고 끝까지 나무를 짊어지고 집에 다다랐다. 이를 본 아내가 나를 보면서 무슨 나무를 그렇게 많이 짊어졌느냐면서 야단을 친다. 나는 속으로 억지로 참으며 겉으로는 안심시키기 위해서 "괜찮아!" 그러면서 나무를 딱 내려놓고 일어서는 순간, 정신이 핑 돌면서 몸의 긴장이 풀리더니 다리가 사시나무 떨 듯이 후들후들 떨리는 게 아닌가. 약 5초간 온몸의 기(氣)가 심장(心臟)을 중심(中心)으로 하여 양 사방 팔, 다리, 머리로 빠르게 빠져나가기에 나는 급히 방으로 뛰어 들어갔다. 그러면서 아내에게 "내가 너무 무리했나봐! 당신 말 안 들어서 미안해. 지금 내 몸의 기운이 쫙 빠져나가니 빨리 멸치, 된장, 다시마 넣고 끓여서 가져와."라고 말하고 손가락 하나 움직일 수가 없음을 느끼며 기절하고 말았다.

잠시 후 아내가 끓여온 것을 수저로 한 술 떠서 입에 넣어주는데 목에 넘어가는 것을 느끼면서 갑자기(10초 사이) 기운(氣運)이 천지사방에서 발, 팔, 머리를 통하여 내 몸속으로 쑥~ 빨려 들어오는 것을 느꼈다. 순간 손과 발이 움직여서 눈을 떠보니 아내가 "지금 끓여온 것을 반 컵 정도 입에 넣어주는데 몸이 꿈틀거리는 것을 보고 아! 이제 살아났구나." 하면서 놀란 가슴을 쓸어내렸다고 한다.

이때 나는 새로운 것을 깨닫게 되었다. 생명에게 있어 물 한 방울의 귀중함, 쌀 한 톨 속의 영양이 있음을 알게 해 주신 하나님께 비로소 참 감사함을 느낀

것이다.

　나 자신은 평소에 음식이 귀하다는 것은 느꼈지만 이번 체험(기절)으로 '지구상에서 가장 귀한 것이 음식물이다.'라는 것을 알게 되었다.

　그때부터 나는 더욱더 조심스럽게 행동하며 남은 단식을 성공적으로 무사히 끝낼 수 있었다.

　그 후 보식(補食)은 곧바로 음양(陰陽)식(밥 따로, 국 따로)으로 쉽게 변화시키는 데 성공한 것이다

　단식 전 체중 66kg이 단식 후 53kg으로 약 13kg을 감량에 성공한 사례(정신력으로 한 단식이니 누구나 따라하지는 마세요)이다.

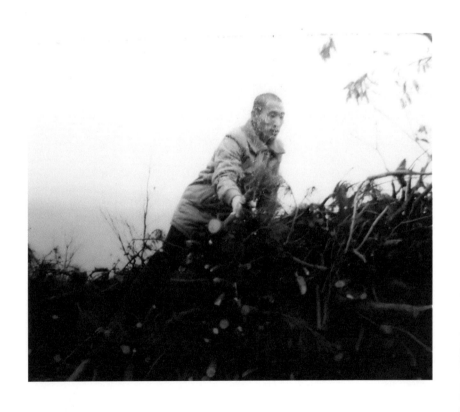

마음속의 악(惡)을 뽑아내는 비결

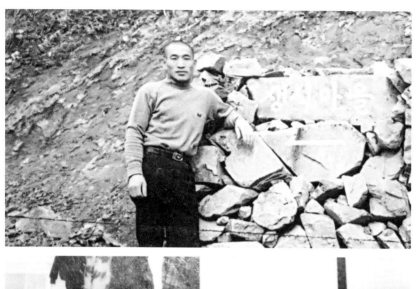

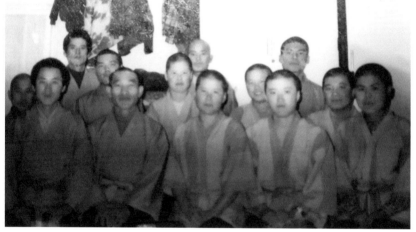

## 나도 걸음을 빨리 걸을 수 있을까?

경상북도 월성군 산내면 우라 2리 산90번지 생식마을에 약 40명의 생식마을 사람들이 모여 살아가는 모습들이 너무 아름답고 또 그들의 순진한 모습에 감명 받아 나도 이곳에 와서 살고 싶은 마음이었다.

그래서 조춘희 원장님께 "이곳에 와서 살고 싶습니다."라고 말하였더니 허락을 해주시기에 아내한테 상의하여 아내와 함께 서울에서 수원으로 이사한지 이틀도 안 됐는데 다시 이삿짐을 싸서 생식마을 사무실(대구MBC방송국 뒤편)로 이사를 했다.

이때 원장님께서는 대구사무실 관리를 1개월만 한 후에 생식마을에 올라오라고 하신다.

"네. 알겠습니다."

대구 사무실은 일제 강점기 때 지은 건물이라 집수리를 잘하지 않아서 비만 오면 방마다 빗물이 새었다. 우리 신혼부부도 잠을 자다가 천장에 고여 있던 물이 한 번에 쏟아지는 바람에 평생 이렇게 많은 물세례를 받아본 것은 처음이었다.

비가 그친 다음에 임시방편으로 비닐 한 롤을 사다가 디근자로 된 지붕을 혼자서 다 덮어 씌웠다(한 달간의 내용은 생략함).

여름장마가 끝나고 집수리한다고 생식마을 식구들 한 20명이 내려와서 집 전체를 뚝딱거리며 수리를 끝마치고 저녁을 함께 먹은 후 생식마을로 간다고 한다. 그때 원장님께서 나한테 사무실에 더 있으라고 하신다.

"원장님, 저는 생식마을에 가려고 이곳에 왔지, 사무실을 지키려고 온 것이 아닙니다. 만약 사무실을 더 지키라고 한다면 지금 당장 짐을 싸가지고 다시 수원으로 갈 겁니다."

나는 완강히 저항했다.

그랬더니 자기네 식구끼리 회의를 하여 만장일치로 생식마을에 가는 걸로 결론을 내렸다.

"생식마을로 갑시다."

이삿짐을 차에 싣고 생식마을에 도착하여 첫날밤을 잘 보냈다.

그리고 다음날 아침 9시쯤에 원장님이 오셔서 이곳에서 생활하려면 우리와 같이 머리를 삭발해야 한다고 하신다.

"원장님, 아직 말을 하지 않았으니 아내의 삭발은 며칠만 여유를 주시고, 나만 먼저 삭발해 주세요."

"그렇게 하세요."

"네. 감사합니다."

나도 갑작스런 일이라 당황하면서 머리 깎는 장소로 옮겨서 머리카락을 기계로 깎고 난 다음 면도칼로 스님처럼 빡빡 밀었다. 그런 내 모습을 거울로 들여다보니 영락없는 E.T 모습이다. 깜짝 놀란 나는 생식마을에서 살기로 한 이상 그냥 마음을 비울 수밖에 없다고 생각했다.

생식마을로 이사를 간 며칠 후 생식마을 일행들은 365일 하루도 빼먹지 않고 매일 새벽 4시에 새벽기도를 드린다. 나도 기도에 참석하기 위해 새벽 3시 30분 기상하여 4시 기도에 참석했다. 4시 30분 기도가 끝난 후 몇 사람이 곧바로 "단석산 갑시다."라고 한다. 그래서 나는 "나도 가면 됩니까?"라고 물었다.

"고 선생님은 가실 수 없습니다."

"왜 갈 수 없습니까?"

그들은 "그래도 못 갑니다." 하고 정중히 거절하는데, 나는 은근히 호기심이 발동하였다.

마음속으로 '미행을 하면 되겠지?' 하면서 숨어서 기회를 본 것이다. 그때 서너 명이 출발하기에 나도 몰래 따라 붙었다. 이게 웬일인가. 한 20발자국 정도 가는데 흔적도 없이 몽땅 보이질 않는다.

뛰어가 보았으나 찾을 수가 없어 하는 수 없이 집으로 발길을 돌리면서 '다음에는 꼭 미행하리라.' 생각하고 집에 와서 곰곰이 생각해 보아도 이해가 가지 않았다.

며칠 후 또 기도회가 끝난 후 거리가 약 70리 길인 단석산(김유신 장군이 도 닦은 곳)으로 걸어간다고 하며 갔는데, 어럽쇼? 이번에는 더 빨리 몽땅 사라진 것이다. '정말 귀신이 곡할 노릇이구먼.' 도저히 궁금하여 견딜 수가 없어서 그 길로 천촌마을까지 뛰어 내려가 택시를 타고 단석산에 도착하였는데 생식마을 식구들은 벌써 도착하여 한잠 자고 있는 것이 아닌가? 아니 어떻게 택시보다 빠르단 말인가? 신기하기도 하고, 이상하기도 하여 혼자 생각하기를 '이 사람들이 도인처럼 정말로 축지법을 쓴단 말인가? 만약 축지법을 쓴다면 배우면 되겠지.' 하고 있는데, 잠자던 사람들이 모두 일어나기에 물어보았다.

"어떻게 이렇게 빨리 왔어요? 축지법 쓰신 것 맞지요?"

"그냥 걸어 다닙니다. 고 선생님도 자주 걸어 다니다 보면 빨리 걸을 수 있어요."

이들이 축지법에 대해선 일체 함구(緘口)하기에 '좋아. 내가 기어이 축지법을 하고야 말거야. 암! 하구 말구. 내가 혼자 터득하여 본때를 보여주어야지.' 하는 오기가 발동하여 그때부터 시간만 되면 산을 뛰어올라갔다가 뛰어내려오기를 하루 수십 번씩 땀이 나도록 열심히 했지만 보통사람보다 조금 빠를 뿐 큰 진전이 없는 것이었다.

'이렇게 해서 어느 세월에 축지법을 터득한단 말인가.' 하는 생각을 하고 있는데 그때 놀란 산토끼가 후다닥 산위로 뛰어가는데 순식간에 사라져 버린다. 그때 전광석화(電光石火)처럼 뇌리에 스치는데 '아! 그래, 맞다.' 생식마을 사람들이 단석산 갈 때 순식간에 사라진 모습과 같았기 때문에 '아하! 토끼 뛰는 모습,

그렇지! 토끼 뛰는 것을 유심히 관찰해 보자.' 하여 몇 차례 관찰하던 중 좋은 것을 발견하게 되었다. 토끼는 앞다리가 짧고 뒷다리가 길어서 오르막은 빠르게 잘 뛰어 올라가는데, 그 반대로 내려올 때는 앞다리가 짧아서 잘 뛰지 못하는 것을 본 것에 주안점을 두고 생각해 보았다.

토끼가 산을 오를 때 앞다리는 굽힌 채로 앞발을 딛고, 뒷다리는 쭉 뻗으면서 뛰어가는데 굉장히 빠르게 올라가는 것을 보고 힌트를 얻은 것이다. 그때부터 개나 고양이, 산양, 노루, 사슴, 토끼들의 뛰는 모습 하나하나를 관찰하여 분석해 보았다. 오르막을 오를 때에는 뒷다리를 쭉 펴면서 산을 오르지만, 내리막을 내려갈 때에는 앞다리를 편 상태로 뛰는 것이다.

이때부터 사람들에게 잘 적용하면 좋겠다는 생각을 한 후 걸어다니는 사람들을 하나하나 관찰하였다. 사람들은 넘어지기도 하고, 자빠져서 큰 상처를 입기도 하며, 또는 미끄러지는 사람, 산에 올라가면 숨이 가쁜 사람, 내리막에도 빨리 못 내려가는 사람, 물속을 걸을 때나, 모래사장을 걸을 때, 혹은 계단을 올라갈 때, 계단을 내려올 때, 눈길을 다닐 때, 갯벌을 다닐 때, 등산을 다닐 때, 무거운 짐을 지고 다닐 때, 장거리 여행을 할 때 등 세밀하게 관찰해 본 것이다. 그런데 유심히 살펴보니 걷는 것도 중요하지만 호흡하는 것도 걷는 것에 맞추어서 호흡을 해야 되는 것임을 알게 되었다.

이때부터 '호흡하는 것과 어떻게 하면 잘 걸을 수 있을까' 하고 방법(方法)을 생각하고, 방법에 따라 연습도 해보았다. 그랬더니 빨리 가면서도 피로하지 않고, 오히려 피로회복이 되는 건강한 걸음걸이가 될 수 있다는 것을 확인한 후 남녀노소 누구나 쉽게 따라 할 수 있는 방법 하나하나를 정리하여 새로 걷는 방법을 탄생시켰다.

## 바른 걸음걸이가 무병장수의 길이다

심장은 혈액을 전신으로 돌리는 펌프로서 그 내구성과 심장박동을 자동적으로 조절하는 자율성, 조절성, 효율성을 가진 신비한 기관이다. 우리 육신이 편안할 때는 심장박동 수가 분당 70회 정도 움직이므로, 하루에 약 10만 번 이상 움직인다. 따라서 70년으로 환산하면 20억 번을 뛴다는 계산이다.

우리 몸에 돌고 있는 피는 약 5ℓ이지만, 심장을 떠난 피는 50초 안에 되돌아온다. 따라서 70년 동안 뿜어내는 혈액을 분당 6ℓ로 치면 하루 8,600ℓ, 70년이면 2억 2천만 ℓ이다. 이는 어마어마한 수치인 것이기에 체중 과다로 오는 비만증이나 과음, 과식 또는 동물성 지방섭취를 많이 하거나, 스트레스, 불안, 초조, 조바심을 느끼거나, 담배를 피우거나, 빨리 뛰거나, 급경사를 오를 때면, 심장은 평상시 70회의 박동이 80회 이상으로 증가하여 인간의 수명을 단축시킨다. 그렇기 때문에 심장병과 고혈압, 동맥경화, 심근경색, 비만증, 협심증 등이 있는 사람들은 깨끗한 물과 깨끗한 산소, 천연식품을 섭취하고, 항상 긍정·적극·낙관적인 생활과 바른 운동 및 보행법을 잘 습관화시키면 평생 무병장수할 수 있다.

# 바른 걸음걸이와 자세법

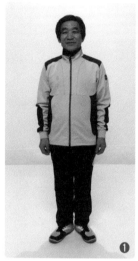 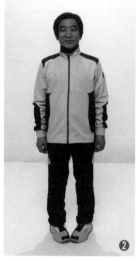 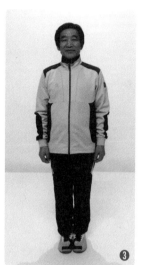

❶ ― 양발의 앞을 벌리고 뒤축을 오므린 상태가 되면 고관절의 앞은 벌어지고, 뒤는 오므려
    지므로 온몸의 기(氣)의 흐름과 고관절 앞과 뒤의 균형이 깨어진 것이다. 이때는 발을
    타고 들어오는 기의 양도 부족하여 많이 걷게 되면 쉬 피로를 느끼게 되는 자세이다.

❷ ― 양발의 뒤축은 벌리고, 앞부분은 오므리게 되어 있다. 이때 고관절 앞은 오므려지고,
    뒤 부분은 벌어지게 되어 온몸의 기가 잘 들어오지 않아 기의 균형이 깨어져 많이 걷게
    되면 쉬 피로를 느끼게 되는 자세이다.

❸ ― 양발을 일직(11)선으로 서서 걷게 되면 고관절 및 모든 뼈의 자세가 바르게 되어 온몸
    의 기가 들어오고 나감이 일정함으로, 걸음을 아무리 많이 걸어도 피로를 느끼지 않는,
    가장 좋은 걸음걸이의 자세이다.


걸음을 걸을 때 동작이 빠르거나 느림에 따라 호흡은 2:2 - 3:3 - 4:4, 즉 두

번 마시면 두 번 내쉬라는 뜻이다.

만약 동작이 빠른데 호흡을 느리게 하면 에너지 소모는 많고 산소가 부족하여, 그때부터 심장 박동수가 증가하면서 호흡이 가빠지게 된다. 그렇기 때문에 호흡을 고르게, 즉 마시는 것과 내쉬는 것이 일정하게 될 때부터 힘이 들지 않게 되는 것이다.

그러나 걷다 보면 자기도 모르게 호흡이 가빠지는 경우가 발생한다. 이때 마시는 것은 2로 하고, 내쉬는 것은 1로 하여 호흡을 조절하면 숨 차는 것이 가라앉게 된다. 이로써 안정이 되면 다시 2:2의 정상 호흡으로 전환하여 걸어야 되는 것이다.

### 1. 산(언덕 급경사)을 빨리 올라가는 방법

**자세** — 5cm 정도 무릎을 낮춘다.

**동작** — ① 앞무릎을 낮춘 상태 그대로 유지해 준다(앞무릎을 펴면 안 된다).

② 뒷다리는 구부려있는 앞다리를 교체하면서 펴주며 올라간다(뒷다리를 쭉 펴면서 올라간다).

**호흡** — 2:2 마심과 내쉼이 일정하다가도 숨이 가빠오는 느낌이 들면 에너지 소모가 더 많기 때문에, 이때는 산소 마시는 양을 2로 하고 내쉬는 것을 1로 하면 균형이 잡힌다.


평상시에 경사진 언덕이나 높은 산을 천천히 올라가는데도 힘들고, 빨리 올라가면 더더욱 힘이 든다. 그 이유는 다리의 힘으로 올라가기 때문인데 숨이 쉽게 차고 헐떡거리면서 심장박동이 증가되고 혈압이 상승하여 쉬 피로를 느끼게 되는 것이다. 이때는 산소를 마심과 내쉼이 일정치 않아서 생기는 현상이다.

그러나 새로운 방법으로 호흡에 맞춰서 걷게 되면 아무리 먼 거리라도 피로하지 않고, 오히려 더 건강하게 되는 것이다.

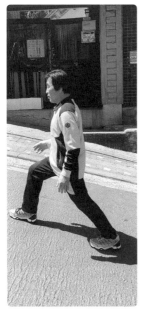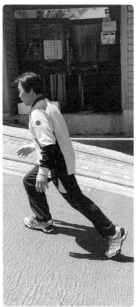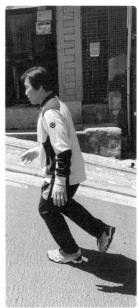

## 2. 산(언덕 급경사)을 잘 내려오는 방법

자세 — ① 엄지발을 약간 안쪽으로 오므리고 뒤축은 벌린 상태이다.

② 앞다리는 쭉 뻗고 바닥에 닿는다. 이때 뒷다리는 5cm 정도 무릎을 낮추어서 내려간다.

동작 — 보폭은 경사가 높을 때에는 보폭을 좁게 하면서 중종걸음으로 걸으면 되고, 경사가 낮을 때에는 다리 보폭을 길게 하여 걸으면 된다.


평소 등산을 하다보면 높은 곳과 낮은 곳이 있는데 많이 걷다보면 피로가 빨리 오기 때문에 자주 휴식을 취해야 피로가 풀리고, 또 걸을 때 잘 걸을 수 있다. 그러나 균형 잡힌 새로운 방법으로 걷게 되면 피로하지 않고 빨리 내려갈 수 있다.

미끄러운 눈길이나 빙판길을 걷듯이 종종걸음걸이와 비슷한 걸음걸이이다.

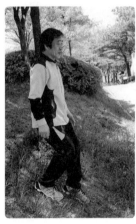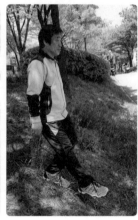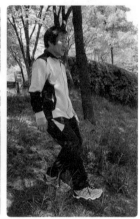

### 3. 평지를 잘 걷는 방법

**자세** — 똑 바르게 선다.

**동작** — 앞무릎을 90도에서 발을 쭉 뻗으면서 뒤축이 땅(지면)에 닿는 순간, 공 굴리듯 전진하면서 발가락을 박차며 앞으로 진행한다.

이 방법이 운동 중에 가장 좋은 걸음걸이이다.

연세가 많은 노인 분이라도 이 걸음을 하루 만 보 이상 걷게 되면 척추가 바르게 되어 모든 에너지가 각 세포에 고루고루 공급되므로, 모든 세포가 새롭게 활력을 찾아 젊은 청년으로 다시 되돌아가는 느낌을 받을 것이다. 이때부터는 몸속에 있는 모든 질병들이 하나둘씩 죽거나 사라지게 된다.

그러므로 국민 모두가 걷는 방법을 개선하여 병 없는 무병장수의 걸음걸이를 습관화하면 불행 끝, 행복만 있을 것이다.

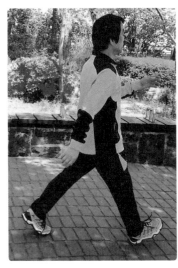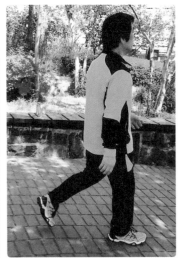

## 4. 모래사장(물속, 진흙, 태풍)에서 빨리 걷는 방법

**자세** — 무릎을 5cm 정도 낮추고, 발 모양은 일직선으로 한다.

**동작** — 무릎을 약간 구부린 상태를 유지(스프링)하면서 걷는다.

**주의** — 무릎을 펴면 안 된다.

평상시 바닷가 모래사장을 걸어가거나 물속 또는 진흙탕 길을 걸을 때 마음은 빨리 걷고 싶으나 막상 걷다 보면 뜻대로 되지 않고 힘만 든다. 또 움직이는 열차 칸을 걷거나 움직이는 배위에서 걷게 되면 중심이 잡히질 않고 잘 넘어지려고 한다. 그런가 하면 강한 태풍으로 비바람이 강하게 불어 올 때 넘어지지 않으려고 많은 힘을 쓰지만 결국 피로만 가중된다. 이는 뻣뻣하게 서있는 것이라서 중심잡기가 힘들기 때문이다.

그러나 새로운 방법대로 몸을 약 5cm 정도 낮추어서 걷게 되면 스프링 작용으로 넘어지지 않고 빠른 속도로 걸을 수 있다. 이때 주의할 것은 무릎을 세우지 않고 반드시 낮춘 상태로 계속 걸어야 힘이 들지 않고 피로도 잊는다.

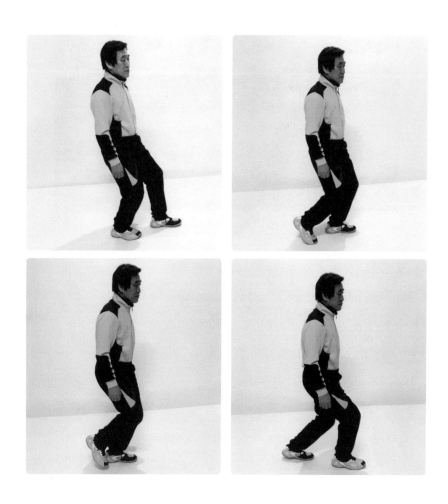

## 5. 빙판길(미끄러운 길, 눈길 얼음)을 잘 걷는 방법

**자세** ― 무릎을 5cm 정도 낮추고, 발 모양의 앞축은 안으로 약간 오므리고, 뒤축은 약간 벌린다.

**동작** ― 걸을 때는 종종걸음으로, 걷는 자세는 약 5cm 정도 낮추어서 걷는다. 이때 발뒤축은 밖으로 벌리고, 앞부분은 안으로 오므린 상태여야 넘어지지 않고 잘 걸을 수 있다. 혹 넘어지더라도 안쪽으로 살짝 주저앉기 때문에 큰 부상을 입지 않는다.


평상시에 기름바닥을 걸을 때나 눈길을 걸을 때, 얼음 위를 걸을 때 잘 넘어지는 것을 종종 볼 수 있다.

더욱이 할머니나 할아버지, 장애인들이 부주의로 넘어졌을 때 허리와 어깨, 다리, 뇌진탕 등으로 큰 부상을 입어 병원 신세를 지는 경우가 많았다.

그러나 새로 걷는 방법대로 걷게 되면 넘어지는 것을 방지할 수도 있고, 또 빠르게 걸어도 넘어지지 않아 좋다. 누구든 꼭 숙지하여 평생 동안 무병장수하길 기원한다.

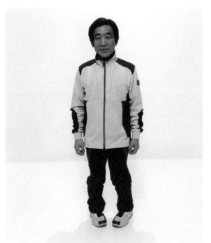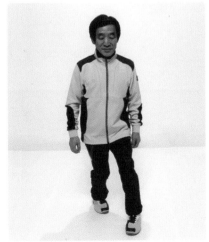

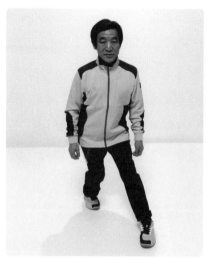 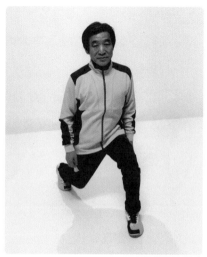

## 6. 빙판길(눈길, 얼음길)을 걸으면 안 된다

**자세** ― 앞축은 벌리고, 뒤축은 오므린 상태이다.

**동작** ― 평상시 걷듯이 걷게 되면 미끄러운 곳에서 거의 뒤로 넘어지는 자세이다.

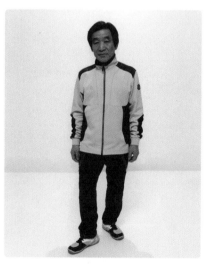 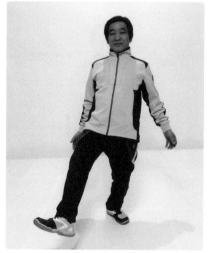

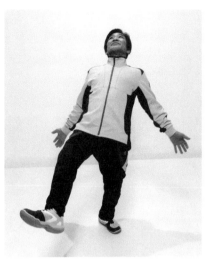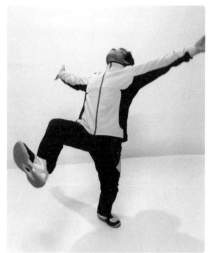

## 7. 계단을 쉽게 올라가는 방법

**자세** ― 11자로 바르게 선다.

**동작** ― 바르게 걸어 올라갈 때 발바닥은 반만 걸치면서 올라간다. 이때 발뒤축을 아래로 처지게 하여 반복해서 걷게 되면 스프링 작용을 하게 된다. 키가 작은 사람들에게 꼭 필요한 걸음걸이이다.

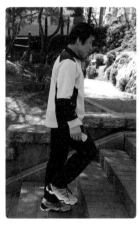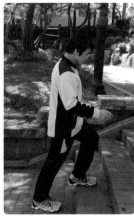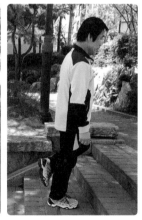

## 8. 계단을 쉽게 내려가는 방법

자세 — 5cm 정도 낮춘다.

동작 — 앞다리는 항상 쭉 뻗고 뒷다리는 굽힌 상태(교대)로 내려온다.

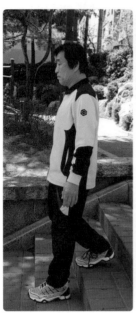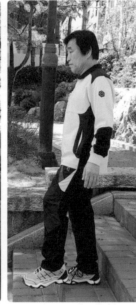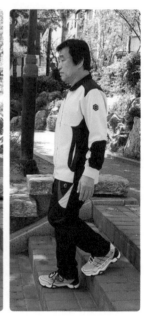

## 9. 무거운 짐을 지고 언덕이나 계단을 올라가는 방법

자세 — 바른 자세로 몸을 바르게 펴고 선다(무릎 힘으로만 걷는 것이다).

동작 — 짐을 짊어졌을 때 몸을 구부리거나 낮추게 되면 무게에 따라 무거울 땐 주저앉아 버리게 된다. 그렇기 때문에 몸을 반듯하게 세우고 걷되, 무릎의 힘으로만 구부렸다 폈다를 반복하여 걷는다. 천천히 걸을수록 장거리 가기가 매우 쉽다.

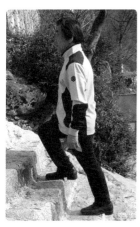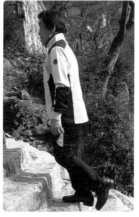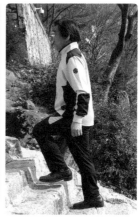

## 10. 무거운 짐을 지고 언덕이나 계단을 내려오는 방법

**자세** ─ 바른 자세로 몸을 똑바르게 선다.

**동작** ─ 짐을 짊어졌을 때 몸을 구부리거나 낮추게 되면 무게에 따라 무거울 땐 주저앉아 버리게 된다. 그렇기 때문에 몸을 반듯하게 세우고 걷되, 무릎의 힘으로 구부렸다 폈다 하면서 걷는다.

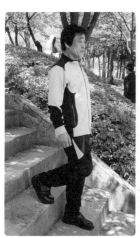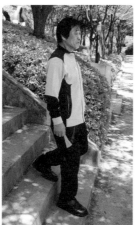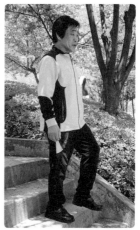

## 11. 남녀노소(男女老少) 무병장수하게 걷는 방법

**자세** — 바른 자세(11자)로 선다.

**동작** — 계단을 내려올 때 살살 내려오지 말고 온몸의 힘을 뺀 상태에서 떨꺽떨꺽하듯 내려
오면 5장6부(內臟) 전체가 흔들리는 상태가 된다. 계속 반복하면 내장이 철렁철렁
흔들어주어 몸속의 노폐물이 잘 배출된다.

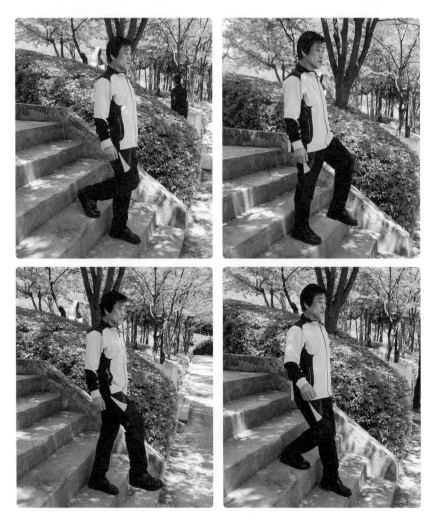

마음속의 악(惡)을 뽑아내는 비결

## 12. 성장기에 키가 커지는 걸음을 걷는 방법

**자세** — 계단을 오를 때 앞발을 반만 걸친다.

**동작** — 신발의 반을 밟고 올라가려면 반 밟은 발은 몸의 무게로 오른다. 그러면서 발뒤축이

쑥 처질 때 다리를 교체한다. 남녀노소 누구나 앞의 10번 방법과 병행하면 금상첨화

(錦上添花)이다.

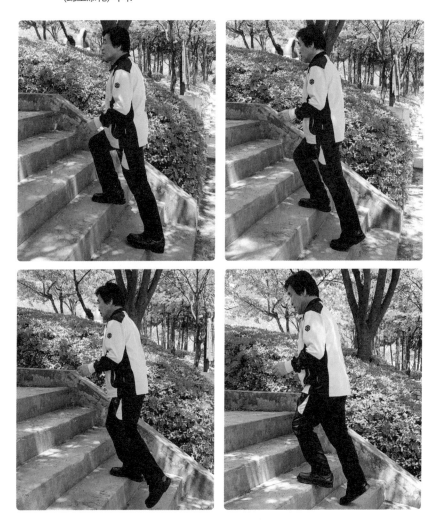

### 13. 다이어트에 좋은 걸음걸이 방법

**자세** ─ 20~45도 정도 된 곳에 선다.

**동작** ─ 경사진 곳이라 발목이 약간 불편하지만 하루 5~10분만 운동하여도 그 효과는 대단
하다.

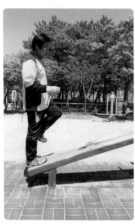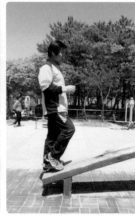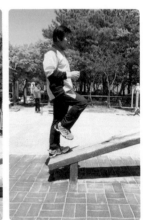

사람이 태어나 평생을 걸어 다니는데 잘 걷는 걸음걸이로 평생을 건강하게 살
아가는 사람이 있는가 하면, 잘못 걷는 걸음걸이로 병원신세를 지는 사람들도
있다.

필자가 평범한 생활을 하던 중 기이(奇異)한 사람들을 많이 만나다 보니 각각
살아가는 방법이 모두 다 똑같은 것이 아니라는 것을 알게 되면서부터 새로운
세계에 대하여 눈을 뜨게 되었다.

현재 세상에는 축지법(縮地法), 순간이동(瞬間移動), 속보(速步) 등 여러 가지
걷는 방법이 많이 있는데, 이 책에 기록해 놓은 보행(步行)법은 남녀노소 누구
나 즉석에서 쉽게 따라할 수 있게 구상하여 놓은 것이다.

# 악령을 뽑아내는 일일 계획표

| 요일 / 날짜 | 이름 : | 나이 : | 선(善) : | % | 악(惡) : | % |
|---|---|---|---|---|---|---|
| 선(善) — 생명 — 씨 — 알곡 | | | 악(惡) — 사망 — 죽정이 — 껍데기 | | | |
| 겸손의 말 | 긍정적인 말 | 자비로운 말 | 가시돋는 말 | 교만한 말 | 고통주는 말 | |
| 감사의 말 | 지혜로운 말 | 절제하는 말 | 독살스런 말 | 더러운 말 | 미친자의 말 | |
| 친철한 말 | 존경스런 말 | 재미있는 말 | 도적놈의 말 | 멸시의 말 | 미워하는 말 | |
| 칭찬의 말 | 기 살리는 말 | 자복하는 말 | 시궁창의 말 | 욕망의 말 | 폭력적인 말 | |
| 고마운 말 | 낙관적인 만 | 긍휼적인 말 | 살인자의 말 | 유혹의 말 | 원한 맺힌 말 | |
| 덕있는 말 | 사랑스런 말 | 아름다운 말 | 파괴하는 말 | 험담의 말 | 악질적인 말 | |
| 화해의 말 | 축복 주는 말 | 자비로운 말 | 절망적인 말 | 부정의 말 | 중상모략의 말 | |
| 봉사의 말 | 용서하는 말 | 평화로운 말 | 위선자의 말 | 분쟁의 말 | 복수하는 말 | |
| 배려한 말 | 용기있는 말 | 충성하는 말 | 사탄의 말 | 방해의 말 | 배신자의 말 | |
| 의로운말 | 지식의 말 | 은총의 말 | 억지 쓰는 말 | 음녀의 말 | 혐악한 말 | |
| 청결한 말 | 사랑의 말 | 정다운 말 | 교활한 말 | 불신의 말 | 악마의 말 | |
| 온유한 말 | 정직한 말 | 양순한 말 | 거짓 종교 말 | 잔인한 말 | 증오의 말 | |
| 관용한 말 | 희망의 말 | 따뜻한 말 | 희롱의 말 | 지옥의 말 | 허황된 말 | |
| 행복한 말 | 진리의 말 | 천국의 말 | 추악한 말 | 분노의 말 | 죽음의 말 | |

오늘 내가 한 말과 행동을 구체적으로 기록해봅시다.

## 악령을 뽑아내는 일일 계획표

| 요일 / 날짜 | 이름 : | 나이 : | 선(善) :    % | | 악(惡) :    % |
|---|---|---|---|---|---|
| 선(善) — 생명 — 씨 — 알곡 | | | 악(惡) — 사망 — 죽정이 — 껍데기 | | |
| 겸손의 말 | 긍정적인 말 | 자비로운 말 | 가시돋는 말 | 교만한 말 | 고통주는 말 |
| 감사의 말 | 지혜로운 말 | 절제하는 말 | 독살스런 말 | 더러운 말 | 미친자의 말 |
| 친철한 말 | 존경스런 말 | 재미있는 말 | 도적놈의 말 | 멸시의 말 | 미워하는 말 |
| 칭찬의 말 | 기 살리는 말 | 자복하는 말 | 시궁창의 말 | 욕망의 말 | 폭력적인 말 |
| 고마운 말 | 낙관적인 만 | 긍휼적인 말 | 살인자의 말 | 유혹의 말 | 원한 맺힌 말 |
| 덕있는 말 | 사랑스런 말 | 아름다운 말 | 파괴하는 말 | 험담의 말 | 악질적인 말 |
| 화해의 말 | 축복 주는 말 | 자비로운 말 | 절망적인 말 | 부정의 말 | 중상모략의 말 |
| 봉사의 말 | 용서하는 말 | 평화로운 말 | 위선자의 말 | 분쟁의 말 | 복수하는 말 |
| 배려한 말 | 용기있는 말 | 충성하는 말 | 사탄의 말 | 방해의 말 | 배신자의 말 |
| 의로운말 | 지식의 말 | 은총의 말 | 억지 쓰는 말 | 음녀의 말 | 험악한 말 |
| 청결한 말 | 사랑의 말 | 정다운 말 | 교활한 말 | 불신의 말 | 악마의 말 |
| 온유한 말 | 정직한 말 | 양순한 말 | 거짓 종교 말 | 잔인한 말 | 증오의 말 |
| 관용한 말 | 희망의 말 | 따뜻한 말 | 희롱의 말 | 지옥의 말 | 허황된 말 |
| 행복한 말 | 진리의 말 | 천국의 말 | 추악한 말 | 분노의 말 | 죽음의 말 |
| | | | | | |
| 오늘 내가 한 말과 행동을 구체적으로 기록해봅시다. | | | | | |

# 악령을 뽑아내는 일일 계획표

| 요일 / 날짜 | 이름 : | 나이 : | 선(善) :    % | | 악(惡) :    % |
|---|---|---|---|---|---|
| 선(善) — 생명 — 씨 — 알곡 | | | 악(惡) — 사망 — 죽정이 — 껍데기 | | |
| 겸손의 말 | 긍정적인 말 | 자비로운 말 | 가시돋는 말 | 교만한 말 | 고통주는 말 |
| 감사의 말 | 지혜로운 말 | 절제하는 말 | 독살스런 말 | 더러운 말 | 미친자의 말 |
| 친철한 말 | 존경스런 말 | 재미있는 말 | 도적놈의 말 | 멸시의 말 | 미워하는 말 |
| 칭찬의 말 | 기 살리는 말 | 자복하는 말 | 시궁창의 말 | 욕망의 말 | 폭력적인 말 |
| 고마운 말 | 낙관적인 만 | 긍휼적인 말 | 살인자의 말 | 유혹의 말 | 원한 맺힌 말 |
| 덕있는 말 | 사랑스런 말 | 아름다운 말 | 파괴하는 말 | 험담의 말 | 악질적인 말 |
| 화해의 말 | 축복 주는 말 | 자비로운 말 | 절망적인 말 | 부정의 말 | 중상모략의 말 |
| 봉사의 말 | 용서하는 말 | 평화로운 말 | 위선자의 말 | 분쟁의 말 | 복수하는 말 |
| 배려한 말 | 용기있는 말 | 충성하는 말 | 사탄의 말 | 방해의 말 | 배신자의 말 |
| 의로운말 | 지식의 말 | 은총의 말 | 억지 쓰는 말 | 음녀의 말 | 험악한 말 |
| 청결한 말 | 사랑의 말 | 정다운 말 | 교활한 말 | 불신의 말 | 악마의 말 |
| 온유한 말 | 정직한 말 | 양순한 말 | 거짓 종교 말 | 잔인한 말 | 증오의 말 |
| 관용한 말 | 희망의 말 | 따뜻한 말 | 희롱의 말 | 지옥의 말 | 허황된 말 |
| 행복한 말 | 진리의 말 | 천국의 말 | 추악한 말 | 분노의 말 | 죽음의 말 |

오늘 내가 한 말과 행동을 구체적으로 기록해봅시다.

# 한 번 더 반복합시다

사람이 태어나면서 신(영혼)들린 사람이 있고, 살아가면서 신(영혼)들린 사람이 있다. 태어나면서 신들린 사람들은 어릴 적부터 행동이 남다르듯이 학문을 배우지 않았는데도 많이 배운 사람처럼 천재성을 나타내기도 하며 행동 또한 어른들처럼 행동한다.

사람에게 신(영혼)들렸다고 말하면 말한 그 사람을 이상한 사람들이라 생각하는데 이상할 것 하나도 없다. 왜냐하면 신(영혼)이 없이는 사람이 될 수 없기 때문이다.

그렇다면 그 사람에게 임한 신(영혼)이 어떤 신인지 어떻게 하면 알 수 있을까?

마음이 선(善)한 사람의 경우 유아 때부터 청년이 되기까지 부모님의 말씀을 거역하지 않고 잘 순종하므로 사건사고 없이 잘 자란 사람들은 착한 사람의 신이 임하였기에 성격이 온순하고, 차분하고, 잘 참고, 인내하며, 조용하게 행동하는 사람(선은 부모님께 효도하고 법과 질서를 잘 지키는 것)들이다.

반대로 마음이 악(惡)한 사람의 경우 유아 때부터 성격이 유별나서 울고, 불고, 떼쓰는 성질, 날카롭고 폭력적인 성격, 큰소리지르고 화를 잘 내는 사람은 부모님 말씀을 듣지도 않고 학교에서나 사회생활할 때 말썽 피우는(악은 늘 시끄럽고, 어지럽히고, 부모님께 반항하며, 법과 질서를 파괴하는 자) 사고뭉치 덩어리이다.

그런데 누가 착한 사람이고 악한 사람인지를 어떻게 알 수 있을까? 쉽게 알 수 있는 것은 상대방의 입에서 나온 말을 분석해보면 안다. 악인들이 하는 말을 들어보면 쌍스런 말, 절망적인 말, 괴롭히는 말, 저주의 말, 악독한 말, 부정적인 말, 더러운 말, 거짓말, 사망의 말, 지옥의 말이고, 반대로 착한 사람 입에서 나오는 말은 사람을 살리는 희망적인 말, 긍정적인 말, 적극적인 말, 감사의 말, 칭찬의 말, 친절의 말, 진실한 말, 생명의 말, 사랑하는 말, 용서하는 말, 깨끗한 천국의 말만 한다.

세 살 때 버릇이 여든까지 간다는 말이 있는데 이는 성격이 바뀌지 않는다는 뜻으로 알고 있었으나 엄격히 씨앗을 비유하여 보면 콩 심은 데 콩나고 팥 심은 데 팥 나듯이 착한 신(영혼)이 임한 사람들은 잘못된 것을 지적해 주면 "잘못했습니다. 다음부터는 절대 하지 않겠습니다." 하여 쉽게 뉘우치고 고칠 수 있지만, 악한 신(영혼)이 임한 사람은 잘못된 것을 지적해 주면 "네, 잘못했습니다. 다음부터는 절대 안 하겠습니다." 하고 뉘우쳤으나 나중에 행동하는 것을 보면 똑같이 나쁜 행동을 계속하고 있다.

왜 나쁜 행동을 계속 하는가 하면 마음속에 악령이 자리 잡고 있기 때문인데, 그 악령이 마음속에 있는 그날까지 악랄한 악한 행동은 계속되는 것이다.

그래서 악한 자는 선한 사람이 될 수 없고, 선한 사람은 악한 사람이 될 수 없다. 차라리 고양이 등에 뿔나기를 기다린 것이 나을 것이다. 왜냐하면 씨앗은 변하지 않기 때문에 그 씨를 보면 시작과 끝이 꼭 같다는 것을 알 수 있는 것인데 일부 사람들의 생각은 도적질하거나, 거짓말하거나, 살인하거나, 간음했을 때 붙잡혀서 초범이 재판받을 때 눈물 콧물 흘리면서 "다음부터는 절대로 죄를 짓지 않겠습니다." 하고 뉘우치기에 판사님은 형량을 가볍게 하여 옥고를 치르게 한다. 그 다음 옥고를 다 치르고 출소하여 자유의 몸이 된 후 또 다시 똑같은 범죄를 저질러서 재범이 되고 또 다시 출소 후 또 범죄를 저질러서 옥고를 치른다. 이것은, 어부는 고기를 잡아야 되고, 농부는 농사를 지어야 되고, 사기꾼은 사기를 쳐야 되고, 살인자는 살인을 해야 되고, 화가는 그림을 그려야 하고, 가수는 노래를 불러야 하듯 선이든 악이든 몸속에 가득 차 있는 것들이 습관처럼 밖으로 튀어나와 행동하기 때문에 선이든 악이든 완전히 뽑아내기 전에는 절대적으로 바뀌지 않는 것이다. 즉, 다시 말하면 나쁜 사상이나, 살인범, 절도범, 사기범, 폭력범, 성폭력범 등 행동이 바뀌지 않는 것은 몸속에 악한 영들이 자리 잡고 있기 때문이다. 악령을 뽑아내기 전에는 절대 선한 사람이 될 수 없다는 것을 착한 사람들은 잘 알면서도 잘못된 법을 고치지 못하는 것은 악한 무리의 숫자가 많기 때문에 망설이고 있는 것이다.

## 형체(얼굴)도 없는 악한 성질이나 화라는 놈은 왜 악마인가?

사람들이 생활하면서 아주 작은 것이든 큰 것이든 간에 자존심을 건드리면 내면에 깊숙이 숨어있던 악령이 욱하고 성질을 내며 울화가 자연스럽게 발생되어 갑자기 가슴위로 치밀어 올라와 마음과 정신과 몸을 마비시킨다. 이러한 마비증세가 자주 일어나거나 장기화된다면 아주 고질적인 만성 질병으로 바뀌어서 인생살이를 포기하게 되는 무서운 것이 바로 욱하고 성질내는 것으로 다음과 같은 현상이 나타난다.

욱하고 성질내면 …… 갑자기 얼굴이 빨개지면서 성난 괴물로 변한다.

욱하고 성질내면 …… 남의 진실한 말까지도 묵살시켜 버린다.

욱하고 성질내면 …… 순간 기뻤던 일들이 모두 도망가 버린다.

욱하고 성질내면 …… 나는 순간 정신 나간 미친놈으로 변한다.

욱하고 성질내면 …… 갑자기 묻지 마 폭행이나 살인을 하게 된다.

욱하고 성질내면 …… 몸속 오장육부를 암살시키는 악마로 변한다.

욱하고 성질내면 …… 나의 몸을 갉아먹는 독충을 탄생시키는 것이다.

욱하고 성질내면 …… 이유 없이 강한 폭군으로 변한다.

욱하고 성질내면 …… 내 육체가 파괴되는 줄도 모르는 바보 멍청이가 된다.

욱하고 성질내면 …… 모든 악한 귀신들을 불러들이는 도구가 된다.

욱하고 성질내면 …… 홧김에 대형 사고를 치게 된다.

욱하고 성질내면 …… 끝까지 따라가서 보복운전으로 사고를 친다.

욱하고 성질내면 …… 양같이 순한 가족들을 공포에 떨게 한다.

욱하고 성질내면 …… 모든 행복을 죽이고 불행으로 탄생된다.

욱하고 성질내면 …… 악마가 좋아하는 불치병이 만들어진다.

욱하고 성질내면 …… 두뇌가 마비되고 악독한 저주의 말이 쏟아진다.

욱하고 성질내면 …… 자기 영, 혼, 육에 독초를 먹이는 것이다.

욱하고 성질내면 …… 제어할 신호가 없기 때문에 제일 무서운 것이다.

욱하고 성질내면 …… 질서와 조직을 파괴시킨다.

욱하고 성질내면 …… 모든 것을 포기하는 실패자로 변한다.

욱하고 성질내면 …… 무서운 게 없어지며 눈에 뵈는 게 없다.

욱하고 성질내면 …… 존경받던 인격이 땅에 추락한다.

욱하고 성질내면 …… 육신 모두를 잿더미로 만든다.

욱하고 성질내면 …… 독사, 전갈, 사나운 맹수로 변한다.

욱하고 성질내면 …… 나 자신이 인간이기를 포기한다.

욱하고 성질내면 …… 진실을 죽이고 거짓으로 끝까지 우긴다.

욱하고 성질내면 …… 혈액순환이 마비되어 혈압이 급상승한다.

욱하고 성질내면 …… 나보다 잘 나가는 모든 이를 죽이고 싶어진다.

욱하고 성질내면 …… 동·식물에 해를 가한다.

욱하고 성질내면 …… 면역 기능이 바닥으로 추락한다.

욱하고 성질내면 …… 천재가 바보가 된다.

욱하고 성질내면 …… 마귀에게 축복받는 날이다.

욱하고 성질내면 …… 모든 기능이 마비되어 성장을 멈춘다.

욱하고 성질내면 …… 사랑하는 사람과 100% 이별하게 된다.

욱하고 성질내면 …… 천사가 악마로 변한다.

욱하고 성질내면 …… 마귀, 악령, 악한 귀신들이 잔치하는 날이다.


욱하고 성질 낼 때마다 우주에 있는 모든 악한 귀신들에게 배부르게 먹여 살찌우는 것이기 때문에 이러한 악한 괴물들을 모두 없애버리려면 우리 생활 중 어떠한 경우라도 상처를 주거나 받지 말아야 되며, 또 자주 발생하는 스트레스를 만들지 말고, 주지도 말고, 받지도 말아야 한다. 이를 잘 알면서도 외형적으로 눈에 보이는 것, 예를 들면 막강한 권력을 가진 자, 재산이 많은 사람, 학력이 높거나 인물이 뛰어난 사람, 아무도 따라 하지 못하는 독특한 능력의 소유자들이 자기 스스로를 낮추고 겸손을 베풀어야 하는데 악령들이 교만하다는 것을 먼저 알고 대기 중 화내고, 짜증내고, 신경질내고, 욕심을 내는 사람의 마음속에 파고들어가 그들이 하는 행동들을 우쭐하게 하는 시건방진 자존심을 더욱 크게 발동시켜서 지구의 아름다운 모든 곳을 더러운 생지옥으로 만들어 가고 있다. 그렇기 때문에 우리는 지금부터 마귀, 악마, 악한 귀신을 죽이는 방법을(마음속의 악을 뽑아내는 비결) 확실하게 습득하여 100% 실천하여야 한다. 착한 사람들과 함께 인종차별이 없고 모든 사람들이 시기, 질투, 이간질, 거짓말, 험담, 유언비어를 퍼트린 자들을 다 죽이고, 더 나아가서는 아름다운 지구를 영원무궁토록 보존할 의무가 있다는 것을 명심하여 지구를 멸망시키는 모든 악령 들린 사람들을 하루빨리 물리쳐야 한다.

그리고 우리가 한마음 한뜻으로 하나로 뭉쳐서 이를 실행에 옮기는 그날부터 지구는 동·식물들과 함께 지상천국(극락, 유토피아, 파라다이스)으로 변할 것이다.

# 참고 문헌

**1.** 데일 카네기 지음, 이채윤 옮김, 《사람의 마음을 사로잡는 칭찬의 힘》, 아이디어북, 2003

**2.** 정병태 지음, 《칭찬힐링》, 한사랑문화대학사, 2013

**3.** 고혜성 지음, 《고혜성의 칭찬사전 1000선》, 고즈윈, 2015

**4.** 이동규 교수 · SBS PD 장경수 지음, 《웃음에 관한 특별 보고서》, 랜덤하우스코리아, 2006

**5.** 이정란 지음, 《고운말 바른글 여행》, 도서출판 한반도, 2002

**6.** 조셉 텔러슈킨 지음, 현승혜 옮김, 《용기를 주는 말 상처를 주는 말》, 청조사, 2000

**7.** EBS 지식채널 e 지음, 《독소의 습격, 해독 혁명》, 지식채널, 2009

**8.** 권도갑 지음, 《당신은 나의 거울입니다》, 휴, 2015

**9.** 피터 J. 파바로 지음, 이승숙 옮김, 《화 다스리기》, 우듬지, 2007

**10.** 데일 카네기 지음, 진형욱 옮김, 《사람을 움직이는 처세술》, 뉴월드미디어, 2003

**11.** 김용숙 지음, 《결혼 대사기극》, 글로세움, 2004

**12.** 구사나기 타로 지음, 연주미 옮김, 《고민을 만드는 사람 행복을 만드는 사람》, 아이디어북, 2004

**13.** 전성일 지음, 《성격을 바꾸면 성공이 보인다》, 미래북, 2014

**14.** 안영준 지음, 《담배, 술, 마약》, 동환출판사, 1986

**15.** 미즈노 히로시 지음, 김소현 옮김, 《단숨에 끊어버려라 끊고 싶은 모든 것을》, 황매, 2005

**16.** 정경연 지음, 《스트레스 제로 기술》, 랜덤하우스코리아, 2006

**17.** 다테이시 가즈 지음, 생활건강연구회 옮김, 《기적의 채소, 야채수프 47가지 치료방법》, 해피앤북스, 2014

**18.** 다테이시 가즈 지음, 임종삼 옮김, 《야채스프의 건강비법》, 청송, 2005

**19.** 이송미 지음, 《기적의 상상치유》, (주)한언, 2010

**20.** 전도근 · 김경옥 지음, 《스트레스 힐링》, 해피앤북스, 2014

**21.** 강규수 지음, 《체형교정 스포츠 맛사지》, 청연, 2007

**22.** 조 바이텔 · 이하레아카라 휴 렌 지음, 황소연 옮김, 《호오포노포노의 비밀》, 눈과마음, 2008

**23.** 김호용 편집 · 발행, 《관주 성경전서 한글 개혁》, 대한성서공회, 1962